京大式 臨床倫理のトリセツ

編集代表

児玉聡
京都大学大学院文学研究科

編集

佐藤恵子
京都大学大学院医学研究科

竹之内沙弥香
京都大学大学院医学研究科

松村由美
京都大学医学部附属病院

Kinpodo

執筆者一覧

編者代表

児玉 聡　京都大学大学院文学研究科思想文化学専攻倫理学専修 教授

編者（五十音順）

佐藤恵子　京都大学大学院医学研究科社会健康医学系専攻健康情報学分野 特任准教授

竹之内沙弥香　京都大学大学院医学研究科人間健康科学系専攻 准教授

松村由美　京都大学医学部附属病院医療安全管理部 教授

執筆者（五十音順）

荻野 琴　京都大学大学院文学研究科思想文化学専攻倫理学専修 修了／
現三菱 UFJ リサーチ＆コンサルティング政策研究事業本部
共生・社会政策部 研究員

門岡康弘　熊本大学大学院生命科学研究部生命倫理学講座 教授

児玉 聡　京都大学大学院文学研究科思想文化学専攻倫理学専修 教授

佐藤恵子　京都大学大学院医学研究科社会健康医学系専攻健康情報学分野 特任准教授

鈴木美香　京都大学 iPS 細胞研究所上廣倫理研究部門 特定研究員

竹之内沙弥香　京都大学大学院医学研究科人間健康科学系専攻 准教授

長尾式子　北里大学看護学部臨床看護学領域 教授

松村由美　京都大学医学部附属病院医療安全管理部 教授

目次

第 11 章　倫理コンサルテーションの実践—新生児の生命維持治療の継続の是非

はじめに—重症の肺疾患をもって生まれた春男ちゃんの生命維持治療を継続するか否かで医療者・家族での意見が割れる／生田春男ちゃんの物語／問題をどう考えたらよいか／まとめ

第 12 章　臨床倫理コンサルテーションのこれから

倫理コンサルテーションは何をするのか、どのような人や組織が必要か／どのような制度が必要か：業務の手順、使命や価値観、行動基準などを用意する／倫理コンサルタントに求められるスキルや資質／自己決定を支援するとは／ステークホルダーの苦しみを把握する

はじめに：各章の始まりと
終わりにある話し合いについて

　本書は、2015 年から京都大学で行われている臨床倫理学入門コースに基づき構成した内容で、現場で倫理的問題に対応している人や、倫理コンサルテーション（以下、倫理コンサル）の仕組みを構築しようとしている人に、基本的な知識や実践的な方法を伝えることを目的としています。臨床倫理の問題への取り組みは施設によって異なり、倫理コンサルタントや臨床倫理委員会を設置して運営しているところから、その必要性も未だ認識されていないところまで様々ですが、倫理コンサルの役割や機能を具体的に知ることで、イメージが湧いたり体制作りがうまく運んだりすることも多々あると思われます。

　そこで、これから倫理コンサルの仕組みを作ろうとしている右京総合病院の馬場医師が、左京大学医学部附属病院の臨床倫理学センターに相談に来たという設定で、井戸端会議で意見交換しているような雰囲気で臨床倫理の問題にどう対応したらよいか、検討することにします。

（佐藤恵子）

話し合いのメンバー

左京大学医学部附属病院
- **鶴田**（臨床倫理学センタースタッフ、看護学・生命倫理学）
- **亀井**（臨床倫理学センタースタッフ、哲学・倫理学）
- **牛山**（NICU 師長）

右京総合病院
- **馬場**（医療安全管理室長・循環器内科医。コンサルチームを立ち上げようとして、臨床倫理学の
  セミナーを受講）

1 京大の臨床倫理コンサルテーション

松村由美

学習の目標

- 臨床倫理コンサルテーションの概念を理解する
- 臨床倫理コンサルテーションのプロセスを理解する
- 臨床倫理コンサルテーションにおける支援策を理解する

鶴田：馬場さん、右京総合病院で臨床倫理のコンサルテーションチームを立ち上げようという話になったのは、何かきっかけがあったのでしょうか。

馬場：半年ほど前に、70代の男性が、仮に太郎さんと呼びますが、外出先で倒れて救急搬送されました。最終的に多臓器不全で生命維持治療になり、回復の見込みはほとんどないことを奥さんにお伝えすると、「夫は常々、生命維持治療はいやだと言っていたので、中止してほしい」と仰って、太郎さんが書かれた書面も出されたそうです。担当医は困って院内の臨床倫理委員会に相談したんです。議論の結果、治療中止の方向で奥さんと話すことになりましたが、それを聞いた病院長が、「治療中止など、とんでもない」と言ったのです。結局、太郎さんの臓器の機能が廃絶して亡くなるまで、3か月ほど続けられました。奥さんは納得のいかない様子で怒っておられました。私は、太郎さんにも奥さんにも良くないことをしたと思っていますし、慎重に議論を重ねて出した決定を、病院長の一言で覆されるのは理不尽だと思いました。

鶴田：そうでしたか。やるせないですね。でも、似たような話は前からよく聞きます。病院長としては、マスコミ沙汰など絶対に避けたいと思うでしょうし……。せっかく委員会があるわけですから、きちんと機能するように仕組みを整えればよいのではないでしょうか？

馬場：はい、私もそう思って委員会の長の副院長に相談したところ、どうにかしようということになりました。先月、こちらの臨床倫理学センターのセミナーを受講させてもらったので、今日は実際の運営方法などを伺いに来ました。

鶴田：日本の病院の中には既に倫理コンサルテーションの仕組みを構築して運営しているところもあるので、まずは経験を聞かせてもらうのがよいですね。

（佐藤恵子）

1 倫理コンサルテーションとは

　一般に**コンサルテーション**とは、異なる専門性を持つ複数の者が、援助対象である問題状況について検討し、より良い援助の在り方について話し合うプロセスをいいます。自らの専門性に基づいてほかの専門家を援助する者を「**コンサルタント**」、そして援助を受ける者を「**コンサルティ**」と呼んでいます。コンサルティの抱えている**クライアント**（援助やサービスなどを直接的に必要としている人）に関係した特定の問題を、コンサルティの仕事の中でより効果的に解決できるようにコンサルタントがコンサルティに対して援助する取り組みのことです[1]。

　医療現場においても、このコンサルテーションの取り組みを活用することができます。とりわけ、患者に関係した倫理的な課題については、医療者1人で解決策を考えることが難しく、院内の倫理の専門家と相談することもあれば、時には、法律家や行政の判断や支援を必要とすることもあるでしょう。患者が金銭的に困窮している場合には、医療者にとっては必要と考える治療を拒否することもあるかもしれません。その場合には、患者が拒否したからといって、治療を提供しない、という決定をすることは倫理的な行為とはいえません。「治療拒否」の背景を、患者と対話することによって探っていき、そこに金銭的な問題が大きく影響しているのであれば、福祉の専門家の助言を得ながら、医療の専門家が治療方針を再検討します。そのような、コンサルティとコンサルタントの連携を経たうえで、患者に福祉の支援を含めた提案を行っていくことができ、患者は別の決定、つまり、福祉の支援を得たうえで、必要な治療を受ける、ということができるかもしれません（**図1**）。

　医療サービス提供の目的は、患者の苦痛や不安を取り除くことにあります。疾病を治癒させることや症状を緩和することは、患者の苦痛や不安を取り除くための手段とも言えます。医療者が医療サービスの対象とするのは、「疾病」、「症状」ではなく、「患者」です。医療技術だけでは解決できない問題があることを医療者は認識し、必要に応じてほかの専門家の支援を求めることができれば、患者中心の質の高い医療サービスを提供することができるでしょう。

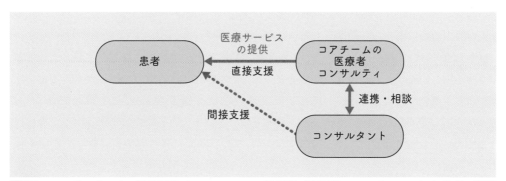

図1 **コンサルタント（専門家）とコアチームの医療者（専門家、コンサルティ）と患者の関係**
患者は直接的には、コアチームの医療者から支援を受けるが、コアチームの医療者は患者に医療サービスを提供するにあたり、別の専門家と連携・相談する。コンサルタントは患者を間接支援することになる。

2 なぜ医療現場に倫理が必要か

　医療現場では、日々、医療チームが倫理的課題に直面しています。以下は一例に過ぎませんが、いずれも大変難しい問題です。

> ● **患者に意識がないとき**に、家族の意思をそのまま患者の意思として受け入れてよいでしょうか
> ● 親は常に子どもの**適切な代理人**としてみなすことができるのでしょうか
> ● ほかに治療の方法がない場合に、**評価が定まっていない治療**を患者に提案すべきでしょうか
> ● 手術室や集中治療室の数に**限りがある**中で、どの患者を優先したらよいのでしょうか
> ● 高額の医療費を**治癒の見込みのない**患者に投入してよいのでしょうか

　医療技術の発達していなかった時代、医師が持つ最強のツールは、診断することと予後を伝えることでした。長い間、治療学の発展はほとんどなく、医療によって、予後を変えることはできませんでした。この時代には、「誤診」があっても患者への影響がほとんどなく、また、「真の原因」は患者とともに埋葬され、結局、わからないままでした[2]。運命によって、人生や生命が決まっていく時代には、医療が患者に及ぼす影響は限定的でした。

　しかし、現在はどうでしょうか。がんの治療を例に挙げても、保険適用のある手術、抗がん薬治療、放射線治療もあれば、ロボット支援下内視鏡手術、がんの遺伝子を調べたうえで、遺伝子変異に合わせて最適な薬物を選択するがんゲノム医療、陽子線治療や重粒子線治療という新しい放射線治療などの様々な選択肢があります。ただ、選択肢が複数あることは、良いことばかりではありません。新しい医療の中には、数百万円程度の高額の自費診療が必要となる場合もありますし、治療施設が極めて限られているものもあります。患者にとって治療を選択するというプロセスは、過去よりもより困難になりました。医療費だけの問題でもなく、交通費や通院の負担なども増しています。

　患者一人一人の医療を考えるだけではうまくいかないこともあります。社会全体の負担を併せて考慮する必要も生じています。治療の低侵襲化が進み、従来は高齢のために治療によるリスクが高いとされ、手術という選択肢をとることができなかった患者に、新たにカテーテル治療などの低侵襲の治療の選択肢が生まれました。カテーテル治療は、とりわけ、心臓や大血管の治療に大きな転換期をもたらしました。

　自宅で急変され、病院に救急搬送された高齢の急性心不全の患者に対し、安静と水分管理や薬物治療しかなかった時代は、この治療の効果がなければ、看取りの時期がきたことを家族に伝え、家族や親族を集め、お別れをするということが通常でした。ごく最近になり、心臓の左心室と呼ばれる部屋にカテーテルを挿入し、心臓の代わりに血液をポンプで全身に送り出すという装置ができました。ポンプカテーテルと呼ばれるこの装置によって心臓を休め、その間に心臓の筋肉が回復すれば、心不全から回復する例も出てきました。しかし、ポンプカテーテルを挿入しても効果が得られず、死亡の転帰をとる場合が多くあります。この装置は数百万円であり、この治療には、多くの医療専門職、つまり、医師、臨床工学技士、

放射線技師、看護師がチームとして関わります。救急搬送され、直ちに治療を要するために、平日、夜間や休日を問わない医療です。医療コストを計算するうえで、時間外に勤務する医療者の人的資源も考慮しなければいけませんし、医療者の疲労といった労務管理上の問題にも目を向ける必要があります。すべての患者に対し、「全力で」医療者が医療を提供する、ということが、今後持続可能であるのかどうかは、現在の財政状況から考えると大変厳しいといえるでしょう。

しかし、社会として考えるべき問題を目の前の患者に当てはめて、その医療チームが個々で判断することは難しく、医療者は、倫理的に対立するいくつかの課題の間で疲弊し、消耗することでしょう。倫理的な問題は、**科学的・医学的な妥当性だけでは解決することはできません**。また、ある状況の中でどうすべきかについて、医療チーム、患者、患者の家族の間で合意できないこともあります。単に高度な技術やケアを提供するだけで、倫理的に対処できる仕組みが備わっていなければ、医療を受ける人々はかえって不幸になることもあります。**倫理は医療行為の本質的な構成要素**です。倫理に関する問題を解決するには、合理的なアプローチが役に立ちます（ 表1 ）[4]。

表1　合理的なアプローチに含まれる6つのプロセス

①その問題が倫理的な問題か否かを判断する
②一般的にそのような問題を医師がどう扱うのかを知るために、医師会の倫理綱領や方針および信頼のおける同僚などの情報を参考にする
③いくつかの解決策について、それぞれが支持する原理・原則と価値、およびそれを選択した場合の結果を考慮して検討する
④選択した解決策を、それにより影響を受ける当事者と話し合う
⑤影響を受ける当事者に対する思いやりを忘れずに、決定し、実行する
⑥自分の決定を評価し、将来は別の行動もできるようにしておく

（世界医師会. WMA 医の倫理マニュアル第3版. https://www.med.or.jp/dl-med/wma/mem/wma_mem_all.pdf を参考に作成）

医療の本質的な問題に対応するためには、各医療機関は、倫理綱領を定めておくとよいでしょう。筆者の勤務する医療機関は以下の倫理綱領を定めています（ 表2 ）。

表2　京大病院 倫理綱領

①慈しみの心を持った隣人として患者に接し援助する
②科学的・医学的に妥当で患者の利益に資する医療を提供する
③患者の人格を尊重する
④誠実かつ主体的に行動する
⑤知識・技能の維持・向上に努める
⑥同僚や他職種を尊重し、協力体制を築く
⑦研究を適正に行う
⑧個人の情報を適切に扱う
⑨法やガイドライン、院内指針などを遵守する
⑩社会との円滑なコミュニケーションを推進する
⑪不適切な行為・不正行為を予防する
⑫利益相反による弊害を防ぐ

3 京大病院での倫理コンサルテーション体制

　倫理問題に対応するためには、専門家同士の協力や支援を受けることが必要であることを既に述べました。では、ある医療機関でとられている具体的体制を見てみましょう。ここでは筆者の勤務先の倫理コンサルテーション体制について説明します。

　患者の倫理的問題に気づいて相談する医療者である「相談者」は、医療安全管理室と患者相談窓口のいずれかに相談します。医療安全管理室には、医師、看護師、薬剤師が所属しています。また、患者相談窓口には事務職員、看護師が所属しています。両者は週に1回、定例のミーティングを開催し、患者と医療者の間の様々な問題について協議します。また、必要であれば直ちに相談し合い、連携しています。法律上、懸念すべき事項があれば、顧問弁護士に相談したり、医療費や福祉の問題があれば、社会福祉士とも連携します。倫理的問題が過去にも経験したものであるなど、容易に助言できる場合もありますが、複雑な問題であれば、コンサルタントは単独では回答せず、倫理相談チームにさらなる相談・支援を求めることがあります。倫理相談チームには、医師、薬剤師、看護師、臨床倫理専門家が所属しています。

　相談を受けて、何らかの助言をすることは、間接的に患者を支援することにつながりますが、負の側面として、結果的に良いとはいえない対応につながることもあり得ます。対応が適切であったかどうかは、結果から遡って事後的に判断できるものですので、その判断のタイミングでは、その結果が予想できなかったということもあります。支援をした結果も含め、あとから事例を振り返ることができるように、相談を受けた内容については、医療問題対策・臨床倫理委員会と呼ぶ臨床の倫理委員会にて、経過を報告し、その対応について事後であっても承認を受けることとしています。

　問題発生時に迅速に対応するのが、倫理相談チームや医療安全管理室・患者相談窓口であり、その対応の適切性について評価するのが委員会の役割です。

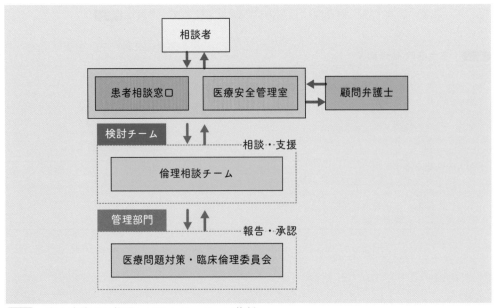

図2 　京大病院での倫理コンサルテーション体制

6

　ただし、この方法が最善とは考えていません。医療安全管理部門は、リスク管理の専門家の集まりです。リスク管理のプロセスとは、リスクを特定し、そのリスクへの対応策を決定することです。ある医療行為を実施する医療者側の力量や医療機関の体制を評価し、患者の健康状態を加味して、提供を回避するか否かを判断します。

　ところが、倫理の専門家は、異なる視点から対応します。患者の意向、しかも、真の意向に注目します。その患者の今までの人生の過ごし方や物事に対する考え方を理解しようとします。家族の意見も大切にしますが、家族を通して知る「患者の意向」に目を向けようとします。家族の希望は、時に、患者自身の意向とは対立していることがあり、それらを区別しようと努力します。基本的に安全と倫理は車の両輪であり、両方とも大切ですが、時に考えが対立することがあります。両者が議論し、合理的にアプローチすることによって、より良い選択ができることがあります。しかし、多くの医療機関において、病院内に倫理的課題にもっぱら従事する部門がないことが通常です。倫理は収益を生む構造にはなっていないためです。これに対し、医療安全の部門は、診療報酬上の措置も行われ、多くの医療機関に設置されてきたことから、現状ではやむを得ず、医療安全管理部門に倫理上の相談が持ち込まれています。

　「リスクの最小化を目指す考え」（医療安全）と、**「患者の最善の利益を保護し、自己決定のプロセスを支援する考え」**（臨床倫理）はしばしば対立します。そこで、京大病院の医療安全管理部門が倫理的問題を扱う際には、リスク管理という観点を一度捨てて、倫理の専門家の立場になって考えるように努力していますが、おそらく十分ではないと思います。

4 倫理コンサルテーションの手順

　この手順の特徴は、問題に気づいた職員は誰でも直接相談できることにあります。過去には、所属長に伝えてから、所属長から医療問題対策・臨床倫理委員会に相談する手順になっていました。しかし、その手順であれば、所属長が倫理的問題か否かを判断することになり、対応不要と判断され、対処されないリスクがあると考え、以下の方法をとることにしました。

---

①問題に気がついた人は、直接、以下のいずれかの職員に連絡する
● 医療問題対策・臨床倫理委員会の事務担当（＝患者相談窓口）
● 医療安全管理室
②相談を受けた職員は、相談者からの情報をまとめ、医療問題対策・臨床倫理委員会に諮る。
　急ぐ場合には、倫理相談チームを活用する
③病院としての判断を相談者に回答する
④相談者は、所属組織の責任者らと倫理上の問題を共有する
⑤相談内容は記録を残し、医療問題対策・臨床倫理委員会に報告し、対応の適切性についても
　ピアレビュー（同僚による評価）を受ける

---

5 倫理コンサルテーションのポリシー

　倫理コンサルタントには、その人自身の価値観や倫理観があります。しかし、その考えをコンサルティに押し付けないように自分を制御する必要があります。コンサルタントが頭脳、コンサルティが手足となって、クライアントである患者に対応する図式は好ましいスタイルではありません。コンサルティこそが問題の解決にあたるフロントラインのスタッフであり、コンサルタントは支援者です。コンサルティが倫理的思考によって、その問題に対処できるために、コンサルタントは、考え方の拠り所となるガイドラインや法律等の情報を収集します。医療チームの中で様々な考え・意見がある場合には、多様な考えを引き出して、議論を促進する役割を担います。そうして得られた情報や議論の内容を「編集」して、コンサルティ自身が検討できる形で、返していきます。情報を収集してコンサルティに渡すだけでは、十分とはいえません。患者の意向を踏まえ、どの根拠や情報が、その患者にとって有効であるのかという視点で編集します。

　例えば、栄養の投与をやめてほしいと願う患者の意向があれば、「高齢者ケアの意思決定プロセスに関するガイドライン〜人工的水分・栄養補給の導入を中心として〜」を提示しつつ、その患者が現在置かれている状況をガイドラインに照らし合わせるなどして、栄養の投与の中止が合理的か否かに関する考え方を整理して、コンサルティに返します。

BOX 1　重症患者対応メディエーター

　急に深刻な病態を発症したり、治療しても期待していた方向に進んでいかなったりする事態に直面した患者さん・ご家族は、そのような事態を受け入れることが難しかったり、納得できなかったりすることがあります。患者さん・ご家族と医療者の間に考えや気持ちの隔たりがあるというときに、両者をつないで、対話を促進したり、理解を深めることを支援する職員がいると、二者が同じ方向に向かって、協力できるようになることがあります。患者と医療者の間の理解の違いに対して、双方の間に入って、話し合いが進むように調整する役割の職員を重症患者対応メディエーターと呼びます。

　メディエーターという役割を持つ職員が院内に配置されることが、医療によい影響を与え、患者さん・ご家族の心理的ケアにもつながることがわかってきました。メディエーターは、
- 患者さん・ご家族、医療者の間の中立的立場です。
- 両者の面談の場に同席することもありますし、患者さん側とお話すること、医療者側とお話することもあります。
- 目的は、二者が協力して同じ目標に向かうことができることです。

　メディエーターは、患者さん・ご家族、医療者の双方がこの仕組みを利用することを同意した際に、関係再構築に関わる仕組みです。

6 臨床倫理と医療安全

　ここで、再び臨床倫理と医療安全の関係性に目を向けてみましょう。これらが互いに独立して、双方がそれぞれの立場で1つの倫理的課題について議論することにメリットがあるということを既に話しました。倫理的課題について、医療安全のアプローチを取り入れることは有用ですが、その逆として、**医療安全上の課題について倫理的アプローチをする**ことも有用です。

　医療者は、治療効果を期待して、時に、適応外の医薬品を使用したり、標準的医療とは位置付けられていない新規医療技術を導入したりしようとすることがあります。患者にとって効果的な治療を行いたいと思うからであり、単なる名誉欲からではありません。医療者は基本的には善をなしたいと考えて行動しますが、それが時に、独善的となり、しかも、その医療が標準から逸脱しているかどうかということを深く考えずによかれと思って提供することがあります。標準を逸脱した治療を提供した結果、その治療に起因する害が発生したとしたら、その患者はどう思うでしょうか。そして、その医療が標準から逸脱していることを事前に聞かされていなかったら、どのように感じるでしょうか。ほかのより安全な方法はなかったのか、と思うでしょう。

　医療倫理の考えでは、標準から逸脱した医療であっても、患者がその有効性を理解し、リスクを認識したうえで受け入れた場合には、提供してよいとなります。もちろん、一定のリスク管理ができている条件のもとです。医療を提供する前に、標準的医療の説明も受けたうえで、患者が自由意志で選択するのですから、もし、リスクが実際に現実に発生した場合においても、医療者と患者の間の信頼関係が崩れる可能性は少ないと思います。また、インフォームド・コンセントのプロセスを通じて、医療者側もその医療のリスクについて改めて認識し、注意深く対処できるようになります。

　特定機能病院において、2歳の小児に対して、小児には禁忌とされるプロポフォールが人工呼吸中の鎮静薬として長時間投与され、プロポフォール注入症候群をきたし、死亡するという事故がありました[3]。事故調査報告書では、禁忌薬の使用について説明と同意の手続きを欠いていたことは不適切であった、とされました。では、説明さえしていれば、事故が発生しても許されたのでしょうか。そうではありません。もし、説明しようとするならば、プロポフォールは、人工呼吸中の鎮静においては小児には投与しないことになっているということや、海外において小児で死亡例が報告されていることについて言及することが必要になります。医師は改めて、そのリスクに気づきます。そうしたら、実際には、プロポフォールの使用を回避したのではないでしょうか。プロポフォールの利点はあるにせよ、代替できる医薬品があったのですから。

　倫理的に行動しようとする医師は、独善的になることを回避しようとします。患者に病状を説明し、どの治療がその患者にとって良いのかということを、リスクと利益の双方を説明し、患者の意向を踏まえながら、提案します。そうした倫理的な行動のプロセスは、医療安全に大いに貢献します。

7 臨床倫理マネジメントシステム

　倫理の問題に対応するためには、その医療機関に臨床倫理をうまく扱うことができるシステムが備わっている必要があります。**マネジメント**とは管理するという意味以外に、うまく扱うという意味があります。規則で職員の行動を縛るのではなく、倫理的な問題について相談を受ける体制を作り、それを活用するのです。そうして蓄積された倫理相談を文書化し、類型をまとめておくと、将来、同じような問題に直面した場合に、過去の経験が役に立ちます。

　その医療機関にとって初めて実施する高難度医療技術については、患者に対する説明が重要です。新しい技術のために、その効果が不確実であることや、リスクについてもわからない面があることを伝えます。ほかに治療選択肢がない場合に、唯一残された治療を求めて、海外で使用されている国内未承認薬を輸入して使うというような場合にも、倫理面から十分に説明し、理解と納得を得たうえで、使用を決定します。新規医療技術や未承認医薬品の使用は、医師個人が判断するのではなく、組織として判断します。そして、説明のための文書は、組織が承認したものを使用します。

　マネジメントされることを嫌う医師もいます。患者の中にも、自分が望む治療をなぜ提供してくれないかと不満に思う人もいます。特に、利点が強調されて大きく報道された医薬品の場合には、有効性が確認されていないにもかかわらず、適応外で使用してほしいと希望する患者が殺到することがあります。現場のニーズだけで、できる医療を何でも提供したら何が起こるでしょうか。医療事故が発生します。医療事故の中には、回避できなかったものもありますが、適応外や有効性が確認されていない医療行為であれば、回避を検討する機会があったはずです。その機会は有効に活用できていたのでしょうか。

　私たちは歴史から学び、冷静さを取り戻す必要があります。サリドマイド事件や薬害エイズ事件から学んだことは、何らかの有害事象の発生当初は、その事象がその医薬品との間に因果関係があるかどうかもわからないのだ、ということです。これらの薬害事件では、因果関係が証明できないから医療を止めないという判断の誤りがありました。利益と釣り合わないような害は許容できません。また、有効であってこそのリスク管理ですので、有効性を示す科学的根拠がない医療は、患者がそれを望んだとしても、医療として提供しないことが基本です。

　残念ながら、現在から過去に戻って不幸な歴史を変えることはできません。現在に生きる私たちができることは、過去から学び、将来、より良い選択をできるように準備することです。**医療事故から学び再発防止策を検討する**という医療安全の考え方は、**臨床倫理の考え方と非常に近い**部分があります。

8 世界医師会（World Medical Association：WMA）医の倫理マニュアル[4]

　倫理的な考えに行き詰まったときに、ぜひ、手に取って読みたいのが、世界医師会が作成した医の倫理マニュアルです。2022年4月時点で、第3版が最新版であり、日本語の訳本が販売され、日本医師会のホームページ上でもダウンロード可となっています。このマニュアルは、「正しいことと誤ったこと」のリストではなく、健全で倫理的な意思決定の基礎となる医師の良識を高める企画です。このマニュアルには、「倫理と信頼という枠組みの中で、科学的知識と治療との交流を促す独特な人間関係という患者・医師関係に携わることは、医師に与えられた名誉ある権利である」という言葉が出てきます。重要な課題と認識していながら、倫理的課題に時間を費やすことを回避したいという誘惑にかられることはあると思います。深く考えず、単なる医療提供者になったほうが、医療者にとって楽ができることもあるでしょう。そういうときに、この問題に関わることは名誉ある権利であると思えることによって、ふと、原則に立ち返ることができるのではないでしょうか。

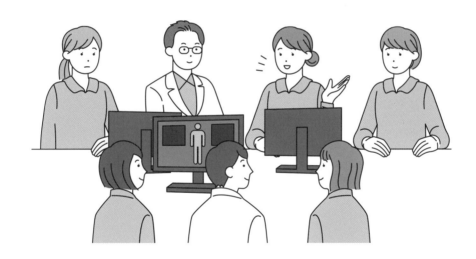

参考文献

1）　国立特別支援教育総合研究所 . 教育相談情報提供システム . コンサルテーションとは .
　　http://forum.nise.go.jp/soudan-db/htdocs/index.php?page_id=52（最終アクセス日：2022年5月10日）
2）　Sanders L. Every patient tells a story. Medical mysteries and the art of diagnosis. Harmony, 2010.
3）　東京女子医科大学病院 . 外部調査報告書 . Ⅲ . 死因の検証 ,（2）直接死因 .
4）　樋口範雄, 監訳 . WMA医の倫理マニュアル原著版 第3版 . 日本医事新報社, 2016.
　　http://www.med.or.jp/doctor/member/000320.html（最終アクセス日：2022年5月10日）

馬場：現場ではそれぞれ試行錯誤されているので、実際の話は参考になりますね。大なり小なり臨床倫理の問題は日々起きているので、気軽に相談できる人がいたり部署があったりすれば、医療者は心強いです。医療安全部や患者相談窓口とも連携するとよいですね。

鶴田：医療事故が起きた際も、対応がよくなかったために大きな問題に発展することもありますし、倫理的な判断が必要なこともあります。手術中に思わぬ出血が起きて心肺停止になって、その後、遷延的意識障害になったときに生命維持装置をどうするかとか……。

亀井：ご家族との話し合いの場面に、私たち倫理コンサルタントが入ることで、話がしやすくなることもあります。

牛山：私は、ご家族と医療者の関係が険悪になって、まともに話ができない経験をしました。倫理コンサルタントのような第三者がいてほしいと思いました。

馬場：左京大学病院では、どのような仕組みになっているのでしょうか？

亀井：委員会で検討して助言する方法と、コンサルタントが現場に出向き医療者と相談して支援する方法の両方を使っています。

馬場：コンサルタントが直接、患者さんやご家族と話すことはありますか？　私がよく聞くコンサルチームや倫理委員会の役割は、提案や助言を診療科に返すということですが。

鶴田：私は、診療科の医師に頼まれた場合は、ご家族との話し合いに同席することはありますが、正式にはコンサルが直接患者さんやご家族と話ができる体制にはなっていません。ですが、問題は、様々な考えや感情を持つ人たちの間にあって、現場に身を置いて、五感を使って関わらないと解決しない場合が多いですよね。なので、今後はそうできるようにしようと思っています。

亀井：病院で、倫理コンサルの仕組みを立ち上げようと思った場合は、具体的な仕組みを目に見える形で作って提案するとよいですよ。倫理コンサルの目的と意義を明確にして、組織の人員構成や位置づけ、相談を受ける手順などを具体的に見えるように作って趣意書にまとめて、上層部に持ちかけるんです。

馬場：倫理コンサルが何をするものでどう役立つかを理解してもらうことが大事ということですね。

（佐藤恵子）

| chapter |

2 倫理学の基礎

児玉 聡

学習の目標

● 倫理学の意義を理解する

● 倫理的推論のプロセスを理解する

● 基礎的な倫理理論を理解する

亀井：太郎さん（→p.2、第1章）のような終末期の患者にどう対応するかは、どこの病院でも悩ましい問題だと思います。今、アドバンス・ケア・プランニングなどで終末期をどうしたいかなどの意思を表明することが推奨されていますし、医療者側で基本的な考え方を持っていないといけないですね。

鶴田：私も、日本での臨床現場の大きな問題の一つは、実は患者さんの利益や人格がないがしろにされているのだけど、それがよくないことであり、検討が必要なことであると声を大にして言う人がいないために置き去りにされている、という状況だと思っています。そのあたりも含めて、問題をどう扱うかについてお話ししましょう。

牛山：現場の医療者も、倫理の基本的な知識や考え方を持っていなければ、偏った考えや情緒的な反応だけで判断することになりますし、倫理コンサルタントが何を言っても聞い

てもらえなかったりします。

馬場：うちの院長は「治療中止は、人殺しじゃないか」の一点張りですので、患者の利益を考える必要があるということを理解していただくのは難しそうです。

亀井：「命が長いことが善きことだ」という考えしか頭にないとしたら、それ以外の選択肢は考えられないですものね。話し合いをするためには、皆さんに倫理学の基本的な考え方や理論を知ってもらわないといけませんね。

馬場：現場の医療者に倫理学の基礎知識を広めることも倫理コンサルタントの役割ですね。私自身も含めて、医療者は学部などで臨床倫理学の教育をしっかり受けている人は多くないでしょうから、大事なところだと思います。

（佐藤恵子）

はじめに

医療倫理（学）は、広い意味では、医科学研究を含む医学・医療全般の倫理的・法的問題について体系的な研究を行う学問です。この意味では、医療倫理は生命倫理と同じ意味で使われることもあります。ただ、医療倫理は主に臨床医療の文脈で用いられることが多く、それに対して生命倫理は生命科学やバイオテクノロジーの新しい発展が私たちの社会にもたらす影響などを検討する文脈で用いられることが多いといえます[1]。本章でも、医療行為に限定された文脈で医療倫理という言葉を理解して用いることにします。なお、この意味での医療倫理は、しばしば臨床倫理と呼ばれることもあります。

医療においては、医療者側と患者・家族側の意見が分かれる場合など、臨床上の意思決定が困難なケースについて倫理的な判断を行う必要があります。米国生命倫理学会による「病院倫理コンサルテーションに必要とされる諸能力」[2]や、イギリスの臨床倫理ネットワークの「臨床倫理委員会に必要とされる諸能力」[3]によると、臨床ケースの倫理的評価を行うために必要とされる知識として、「倫理的推論と倫理理論」が挙げられています（→p.87、第7章）。そこで、本章では倫理的推論と倫理理論について基礎的な説明します。しかし、まずその前に、倫理や倫理学の意味について確認したいと思います。

1 倫理学とは

そもそも倫理学とは何をする学問でしょうか。いろいろな定義がありますが、オックスフォード大学の哲学教授であったR・M・ヘアは、次のように述べています。「道徳哲学の目的は、道徳的問題についてよりよく—すなわち、より合理的に—考える方法を見つけることだ」[4]。道徳哲学は、倫理学と同じ意味です。また、ここでは、道徳と倫理は言い換え可能な同義語として使われています。さらに、合理的に考えるとは、要するに、自分の考えの根拠をほかの人に示せるような仕方で筋道立てて考えるということです。ですので、平たく言えば、倫理学とは、倫理的問題について筋道立てて考えるための方法を見つけようとする学問だといえます。

倫理学は、事実の問題を扱う科学とは異なり、主に価値の問題を扱います。しばしば「事実と価値の区別」といわれるように、事実判断と価値判断は注意深く区別する必要があります。価値判断には「このリンゴは良い」のように、倫理とは関係のないものも含まれます。それに対して、倫理的な価値判断（倫理的判断）は「治療を継続すべきだ」とか「安楽死をさせた医療者は悪い」のように、行為や行為者に対して行われます。しかし、「この患者のQOLは低い」のように一見すると事実判断なのか価値判断なのか見分けがつきにくい判断も医療ではしばしばなされるため、注意が必要です（→p.29、第3章 QOL）。

では、倫理的問題とは何でしょうか。例えば終末期患者の治療中止について考えてみましょう。医療者Aは「患者が治療の中止を望んでいるなら、行政や学会のガイドラインに記された手続きを踏まえたうえで治療を中止すべき」と言います。しかし、医療者Bは「最後まで患者の健康や生命を守る措置を行うのが医療者の役目であるから、患者が中止を望んで

いたとしても中止をすべきではない」と言います。2人の意見の不一致は、単に医学的な判断に由来するのではありません。むしろ、患者の自己決定権が何よりも重要なのか、あるいは医療者の伝統的な役割のほうを優先するのか、といった価値の問題に由来しているといえます。このように、意見の不一致に価値の問題が含まれているのが倫理的問題の特徴です。

　倫理的問題が生じるのは、こうした倫理的判断が、関係者の間で一致しないために、臨床上の意思決定に合意が得られない場合です。逆にいえば、単に患者の病状や診断などについて意見が違うだけでは、倫理的問題にはなりません。これは医学的な事実についての意見の不一致だからです。また、医療者のマナーや接遇が悪いことについて患者が苦情を言うだけでも倫理的問題にはなりません。医療者のマナーや接遇が悪いのはよくないことだという価値判断は、原則として皆に共有されているからです。とはいえ、医学や法律に関する知識など、事実判断が正確でなければ、良い倫理的判断を下せないことも確かです。

　このような倫理的問題について、筋道立てて考える方法を見つけようとする学問が倫理学だといえます。倫理的問題は、しばしば**倫理的ジレンマ**と呼ばれることもあります。ジレンマとは、2つの選択肢のいずれを選んでも一見して望ましくない状況が生じる場合に用いられる言葉ですが、臨床上の意思決定においても、そのような困難が生じることがあります。また、倫理学は、個々人の選択を問題にするだけでなく、社会的な意思決定も問題にします。さらに、倫理的問題について筋道立てて考える際には、法律やガイドラインも検討に入れる必要があります。その意味では、倫理学は、一般に法律と区別される道徳だけでなく、法律も含む規範一般を対象にする学問だといえます。

　倫理学がこのように合理的に（筋道立てて）考えることを強調するのは、倫理や倫理学があまり合理的なものではないと考えられがちであることの裏返しとも考えられます。例えば、倫理は理屈とか合理性の問題ではなく、経験に照らせば、あるいは胸に手を当てて考えれば、自ずと答えがわかる、という考え方があります。このような判断を**直観的な判断**といいます。直観とは「直ちに観てとる」という意味で、推論を経ないで直接答えに至るということです。このような直観には、例えば「嘘をついてはいけない」や「人を殺してはならない」、「自殺をしたり幇助したりしてはならない」といったものがあるでしょう。しかし、倫理的ジレンマをもたらす事例では、こうした直観だけに頼ることが難しくなります。例えば終末期患者の治療の中止は「人を殺してはならない」や「自殺を幇助してはならない」といった直観に反するという人もいれば、こうした治療の中止は、殺人や自殺には当たらないという直観を持つ人もいるでしょう。その場合には、こうした意見の不一致を筋道立てて解決する方法が求められます。また、直観的な判断のみに頼ることは、周囲に独善的な意見を押し付けることにもなりかねません。

　また、一般に「倫理に正解はない」という意見もあります。これは「私の意見こそが正解で、ほかの人の意見を聞く必要はない」というような医療者の独善を戒め、ほかの医療者や患者・家族の意見を尊重する寛容な態度につながる半面、困難な事例に直面すると「どうせ倫理に正解はないんだから」という態度になり、筋道立てた思考や誠実な意思決定を放棄することにもつながりかねません。そもそも「倫理に正解がない」という主張が正しいかどうかも、実は倫理学者の間で議論になるところです。臨床上の倫理的問題に取り組む場合は、

筋道立てて考えることで、より良い答えが出せると考えるべきでしょう。

どのような判断がより良い答えかを決める際には、その根拠の良し悪しを考える必要があります。根拠や理由というのは、英語ではreasonといいますが、合理的（reasonable/rational）とは、まさにこのような根拠や理由が示せるということです。また、推論は英語でreasoningといいますが、推論とは筋道立てて考えることにほかなりません。そこで次に、どのような倫理的推論があるのかについて説明します。

2 倫理的推論とは

臨床現場では、患者の治療方針について、最終的に何らかの意思決定が行う必要があります。**倫理的推論**とは、その意思決定に至るための考え方の筋道（プロセス）のことを指します。この際の推論の仕方にはいくつかのタイプがあるため、以下で詳しく説明します。

倫理的推論には、大きく分けると、帰結主義的なものと、非帰結主義的なものがあります（表1）。帰結とは行為の結果や影響のことです。**帰結主義**とは、判断を行う際に、行為によってもたらされる様々な結果を比較して決めるという考え方です。例えば、ある患者にどのような治療を行うべきかについて判断を迫られているとします。帰結主義では、その治療の結果や別の治療を行ったときの結果を比較することによって、何をなすべきかを判断します。最大多数の最大幸福を生み出す行為や規則が正しいとする功利主義（後述）は、帰結主義の一種であり、その代表的な理論といえます。そのほかに、自分の利益のみを最大化する行為や規則が正しいとする利己主義も、帰結主義の一種だといえます。

それに対して、**非帰結主義**は、何をなすべきかを考えるときに、行為が義務や規則に従っているかどうかを重視する立場です。例えば、ある患者の治療を中止すべきかどうかの判断を迫られているとします。帰結主義であれば、治療を中止した場合にどのような結果が生じるかを考えることになりますが、非帰結主義では、治療を中止することは医師の義務に反していないか、あるいは患者の権利に反していないか、といったふうに考えます。つまり、重要なのは行為の結果ではなく、行為が義務や規則に従っているかどうかなのです。極端にいえば、たとえ行為の結果がよいとしても、義務や規則に反していたらその行為は間違えていると考えるのが非帰結主義の特徴です。非帰結主義の代表的理論は、義務論（後述）と呼ばれる立場です。

表1　帰結主義と非帰結主義

帰結主義	行為の正しさは、その行為が生み出す様々な結果の比較考量のみに基づくという考え方。代表的な理論は功利主義
非帰結主義	行為の正しさは、その行為が義務や規則に従っているかどうかによって決まると考える立場。代表的な理論は義務論

※帰結とは、行為の結果や影響のこと

このように帰結主義と非帰結主義の大きな違いは、行為の正しさを考えるときに行為の結果や影響に注目するか、あるいは義務や規則に注目するかという違いです。言い換えると、

倫理的問題について筋道立てて考えようとする際に、行為の結果や影響をよい根拠と考えるか、義務や規則をよい根拠と考えるか、の違いといえます。医療倫理においては、どの理論が一番正しいかと考えるよりも、まず、自分がどのような形で倫理的推論を行っているかを分析することが重要です。つまり、自分は行為の帰結を考えて判断しているのか、あるいは義務や権利を考えて判断しているのか、あるいは直観的に考えているのか、と自問してみるということです。また、それとともに、異なる理論を用いて様々な観点からケースを考察することも重要だといえます。

3 基礎的な倫理理論

次に、基礎的な倫理理論として、功利主義と義務論を説明します。これらは医療現場に限らず、様々な状況において適用可能なもので、次章で解説する医療に特化した倫理原則の基礎をなす考え方です。これらの基礎を学んでおくことで、医療倫理の四原則や四分割法などをよりよく理解し実践に応用することができるでしょう。

ⓐ 功利主義（ 表2 ）

功利主義は、代表的な重要な帰結は**人々の幸福**であり、また人々の幸福の総計を**最大化**する行為が正しいとする理論です。功利主義は、イギリスのベンサムやミルといった哲学者によって提唱されました。そこで例えば、ある終末期の患者が治療中止を求めている場合に、治療方針をどうするかを判断する際には、治療中止によってその患者の幸福あるいはQOLにどのような影響が生じるのかを考える必要があります。また、それだけではなく、その患者の家族や、担当医や担当看護師らの幸福に対する影響も考慮に入れる必要があります。帰結主義の説明で述べたように、自分の利益のみの最大化を考えるのは、利己主義であり、功利主義ではありません。

功利主義は、法律やガイドラインなどの一般的なルールを作る際には非常に重要な考え方です。しかし、個々のケースについて、毎回、人々の幸福に対する影響を計算して判断するというのは大変な作業であり、あまり現実的ではありません。また、例えば、院内指針やガイドラインなどを作ることなく、各自が功利主義に従って行為の結果を考えて行動すると、一貫性がなく、場当たり的な行動になる可能性もあります。例えば、ある患者の場合にはAという治療をしたけれども、同じような状況にある別の患者の場合には別のBという治療をした、という状況が生じかねないということです。むしろ、功利主義の発想に従って院内指針などの規則を作ったうえで、その規則に従って行動したほうが、全体としてより良い結果が得られる見込みが高いといえます。そこで、今日、次に説明する規則功利主義という立場が重視されています。

規則功利主義は、意思決定における**規則**の役割を重視する考え方です。上で述べたように、個々のケースにおける結果について考えるよりは、一般に一定の規則を守ったほうが、全体として良い結果を得られることが多いと考えられるためです。そこで例えば、ある病棟

の院内指針を作るにあたっては、規則功利主義では、まず、どうすれば患者や医療者全員の幸福を最大化できるかを考えて院内指針を作り、次に、個々のケースにおいては医療者がその指針に従います。そうすることで、功利主義に従った行動ができます。このような規則功利主義の考え方は、以下で述べる義務論の考え方に近いものとなっており、また、医療倫理の四原則の基礎になっています。

表2 **功利主義**

功利主義	帰結主義の一種で、重要な帰結は**人々の幸福**であり、また人々の幸福を**最大化**する行為が正しいとする理論
規則功利主義	意思決定における規則の役割を重視する功利主義の立場。まず、人々の幸福を最大化する規則は何かを決めておき、個々のケースにおいてはその規則を守るようにする

ⓑ 義務論（表3）

　義務論とは、行為の正しさについて考えるとき、その行為が**義務に従ったものかどうか**を考える理論です。例えば、患者に病名を告知するかどうかを判断しなければならない場合を考えましょう。功利主義だと、病名の告知によって患者や家族らの幸福にどのような影響がもたらされるかを考慮することになりますが、義務論の立場であれば、病名の告知が医療者の義務であるかどうかについて考え、判断を行うことになります。義務論は、行為の正しさはその帰結の考慮だけでは決まらないと考えるため、非帰結主義の一種です。

　ある行為が義務に従ったものかどうかを決める方法については、2つの代表的な考え方があります。1つは、ドイツの哲学者のカントの理論であり、カントによれば、**定言命法**と呼ばれる次のいずれかのテストに合格しなければ、その行為は道徳的義務とはいえません。

　「その行為をなすというルールが、普遍的な法則となることを意思できるか」。これはより具体的には、「医療者としての自分の判断が、自分が患者になっても受け入れられるものであるか、また、それが院内指針になっても問題がないものかどうか」などと問うとよいでしょう。

　また、「その行為によって、誰かを単なる手段として扱い、当人の人間性を否定していることにならないかどうか」。これは単純にいえば、「その人を人間ではなく物のように扱っていないかどうか」です。人間と物の大きな違いは、自らの理性を用いて意思決定することができるかどうかであり、人間の持つこの能力の行使を妨げることは、人を物扱いすることになります。

　カントは、このようなテストを用いて、人に嘘をつくことや、自殺をすることはどのようなときでも義務に反していると主張しました。例えば、患者にショックを与えないように病名や余命などについて嘘をつくというルールは、患者の意思決定を妨げることによって、患者の人間性を否定することになるため、カントなら義務に反するというでしょう。

　もう1つは、20世紀前半にイギリスで活躍したW・D・ロスの理論で、私たちが従うべき義務については、例えば嘘をつかない、困っている人を助ける、他人に危害を加えない、感謝の念を忘れないなどがあり、これらの義務は定言命法などのテストを用いなくても常識的

に明らかだとする立場です。これらをロスは一見自明な義務と呼びました。「一見自明な」とは、ラテン語由来の prima facie の訳で、「反証されない限りは正しいものとして受け入れるべきもの」という意味です。

　例えば、患者にショックを与えないように病名や余命などについて嘘をつくという先ほどの例を見ると、ロスなら、患者に嘘をつかないという義務と、患者にショックを与えないという 2 つの義務が衝突していると考えるでしょう。ロスは、あらゆる状況で絶対に嘘をついてはいけないというカントの考えを批判し、より具体的に事例に則して考える必要があると主張します。そして、義務が衝突する場合、その状況で何が義務であるかをよく考えて、どちらの義務がより優先されるかを考えるべきだといいます。このようなロスの考え方は、次章で見る医療倫理の四原則の基礎をなす考え方となっています。

表3　義務論

義務論	非帰結主義の一種で、行為の正しさについて考えるとき、義務に従っているかどうかを考える理論
カントの義務論	「その行為をなすというルールが、普遍的な法則となることを意思できるかどうか」、また、「その行為によって、誰かを単なる手段として扱い、当人の人間性を否定していることにならないか」と問うことによって、何が義務であるかを判断する理論
ロスの義務論	私たちが従うべき義務は常識的に自明であるが、個々のケースで義務同士が衝突する場合には慎重に比較衡量して決めるべきだとする理論

まとめ

　本章では、最初に倫理や倫理学の意味について確認したあと、医療倫理の基礎となる倫理的推論と代表的な倫理理論について説明を行いました。倫理的推論としては、行為の正しさを帰結によって評価する帰結主義と、行為が義務や権利にかなっているかによって評価する非帰結主義の考え方を説明しました。また、倫理理論については、帰結主義の一種である功利主義と、非帰結主義の一種である義務論を紹介しました[注①]。こうした思考法を学び慣れ親しんでおくことは、臨床現場における倫理的問題に柔軟に対応できる素地を作ることに役立つでしょう。

　最後に、筆者の考える、倫理的問題についての合理的なアプローチ（**表4**）と、そうでないアプローチ（**表5**）を対比的に記しておきたいと思います（→p.5、第1章　**表1**）[注②]。

注①　このほかにも、功利主義や義務論のように行為の正しさや義務に着目するのではなく、行為者の性格や動機に着目すべきだという徳倫理や、ケアする者とケアされる者の間に成り立っているケアリングの関係に着目すべきというケア倫理などの立場があります（ケア倫理については次章）。徳倫理においては、例えば医療者 A さんと医療者 B さんが患者に対して同じ善い行いをした場合でも、それが善意という動機からなされたのか、あるいは金儲けのような自己中心的な動機からなされたのかで、道徳的な評価が異なることになります。また、「医療者として自分は何をなすべきか」という問いに対しては、「有徳な医療者が行うと思われる行為をなすべきだ」というふうに、ロールモデルの役割が重視されます。徳倫理、また倫理学全般についてさらに詳しく知りたい方は、赤林朗，他編『入門・倫理学』（勁草書房，2018）などを参照してください。

表4	倫理的問題についての合理的なアプローチ（がん告知を例に）

①まず、がん告知に関する自分の直観的な判断を書きとめてみる（できれば支持・反対の理由も書いてみる）
②言葉の定義を確かめる（「病名告知とは……」、「余命告知とは……」など）
③様々な利害関係者の立場から考え、本人告知に 賛成・反対の理由を明らかにする
④どういう条件であれば本人告知しないことが許されるか、あるいは全く許されないか、ルールを作ってみる。その際、現行法や判例なども参照する

表5	倫理的問題についての合理的でないアプローチ

①直観的判断だけで話を打ち切る（「本人告知？　当然！」or「本人告知？　絶対ダメ！」）
②言葉の定義が曖昧で、よく内容を理解していない（病名告知と余命告知の違いなど）
③様々な利害関係者の言い分や、問題点を十分に検討せずに結論を出す
④「いろいろ問題点があって、倫理って難しいね〜」で終わり、結論を出さない

参考文献

1) 樋口範雄, 監訳. WMA医の倫理マニュアル原著版 第3版. 日本医事新報社, 2016. p.12.
2) American Society for Bioethics and Humanities. The Core Competencies for Health Care Ethics Consultation, 2nd ed. 2011.
3) Larcher V, et al. Core competencies for clinical ethics committees. Clin Med. 2010; 10: 30-33.
4) Hare RM. 'The Structure of Ethics and Morals', in Essays in Ethical Theory. Oxford UP, 1989. p.175.

亀井：功利主義や義務論など、いろいろな理論がありますが、一通り理解いただけましたか？

馬場：高校や大学の教養で、哲学などをちゃんと勉強しておけばよかったと反省しました。でも、事例の問題を、道筋を立てて考えることが大事だということは理解できました。

鶴田：太郎さんの場合は、多臓器不全で回復不能な状態で生命維持治療を受けていたわけですが、太郎さん自身は「このような状態では生命維持治療はやらないでほしい」と表明されていたので、それを聞かずに治療を継続することは、本人がいやだということをやっているということになります。

牛山：院長の「命は大事なので長いほうがよい。だから治療中止はできない」という考えですが、これ自体はあってよいのですよね？

亀井：そうです。大事な価値観です。しかし、これだけで終わってしまうと、太郎さんの苦しみを放置することになるので、問題なのです。

馬場：太郎さんの人格をないがしろにする、モノ扱いすることになるということですね。

（佐藤恵子）

注② 本章は次の論稿に大幅な加筆修正を行ったものです。児玉聡. 医療倫理の理論. 松村由美, 編. 医療安全学. メディカルレビュー社, 2018. pp. 8-20.

3 医療倫理の四原則と四分割法

児玉 聡

学習の目標

- 医療倫理の四原則を理解する
- 四分割法を使った倫理問題の整理の仕方を身につける
- ケアの倫理の考え方を理解する

亀井：問題をどう解決していくかを考えるには、まず患者の周りを眺めて、どこに問題があるのか、その問題の要因は何かを探るところから始めます。

馬場：ジョンセンの四分割法というのを使うのですよね？

鶴田：四分割法だけでも方策を考えることはできますが、患者の利益を考えるためには原則に基づくことが大事です。特に行為のリスクや便益を比較衡量する必要があるので、うちではビーチャムとチルドレスの四原則を使うことにしています。価値観をすり合わせるのに役立つように思います。

亀井：四分割法や四原則などのツールは考えるための道具であって、それを使ったから自動的に答えが出るわけでもないですし、それだけ考えればよいわけでもありません。自分たちの経験や知識を持ち寄って考えることが大事なのです。

鶴田：私たちは、四分割法は患者さんの状況把握を目的に使って、方策の検討には四原則を取り入れたマンダラ・チャートを用いていますよ。ツールや書式はいろいろ提案されているので、使いやすいものを使ったらよいと思います。

（佐藤恵子）

はじめに

　第2章で取り上げた功利主義や義務論のような倫理理論は、医療現場に限らず、様々な状況において適用可能なもので、臨床医療における倫理的問題を考える際には、医療に特化したより実践的な理論が望まれます。そのような理論には、医療倫理の四原則を用いるものや、決疑論とケアの倫理などがあります。本章では、それぞれを順に解説します。こうした考え方を学ぶことは、臨床倫理の問題を筋道立てて考えることに役立つでしょう。

1 医療倫理の四原則

　医療倫理の四原則とは、医療現場で何をなすべきかを考える際に、以下で説明する患者の自律尊重、善行、無危害、正義という4つの原則を用いて、ガイドラインや院内指針を策定したり、ケースを分析し結論を導き出そうとしたりする考え方です（**表1**）[1]。この四原則は、もともとは米国における医学研究を規制するための原則として考案されましたが、ビーチャムとチルドレスらが医学研究だけでなく臨床医療でも使える原則として提唱しました[1]。以下でそれぞれの原則を詳しく説明します。

表1　医療倫理の四原則

①患者の自律尊重原則	患者の自律（自己決定）を尊重せよ
②善行原則	医療者は、患者の最善の利益を考えて行為しなければならない
③無危害原則	患者に有害なことをしてはならない
④正義原則	複数の患者がいる場合に、公平に扱わなければならない

（トム・L・ビーチャム, 他. 生命医学倫理 第5版. 麗澤大学出版会, 2009 を参考に作成）

ⓐ 患者の自律尊重原則

　患者の自律尊重原則とは、文字通り患者の自律を尊重せよ、という原則です。自律（autonomy）とは、自分で自分を律するという意味で、一般的には自己決定のことです。自律の対義語は他律（heteronomy）で、自分以外の者によって行動を決められている状態を指します。

　いわゆるインフォームド・コンセントは、この原則によって支持されます。**インフォームド・コンセント**とは、患者が十分な情報に基づいて検査や治療に自発的に同意する、つまり自ら治療方針を決めることです（→第4章）。ただし、自律を尊重するとは、医療者が患者を放っておくことではありません。例えば、患者が乳がんと診断された際に、乳房温存療法と乳房切除術のそれぞれについて適切な医学的説明がなければ、患者は適切な判断を下すことができないでしょう。また、乳がんの告知が行われていなければ、やはり患者は自分の人生に関する重要な判断を適切に行うことができないでしょう。そこで、患者の自律を尊重するためには、病名や病状の告知も含めて、医療者は患者に十分な情報を与える必要があります。また、患者の意識がないなどで本人による自己決定ができない場合は、自律尊重原則に

従うなら、医療者はリビングウィルなどの事前指示や、家族による患者の推定意思に従うことが求められます。

また、患者の治療拒否もこの原則によって支持されると考えられます。例えば医療者が必要だと考える治療を患者が何らかの信念に基づき拒む場合、自律尊重原則は、患者の意思を尊重することを支持するでしょう。これは、たとえその決定が当人にとって不利益なことでも自己決定の権限を持つ愚行を行う権利を認めているという意味で、**愚行権**と呼ばれることもあります[2]。

さらに、診療の過程で得られた患者の個人情報や秘密を本人の同意なしに家族を含む第三者に伝えないというのも、自律尊重原則が支持することです。これは、そうした情報が患者の身体や所有物と同様、患者本人に属するものであるという考えに基づくものといえます。

上述のように、患者の自律を尊重するとは、基本的には患者の自己決定を尊重することです。とはいえ、患者の自律を尊重することと、当人の考えをそのまま受け入れることは、必ずしも同じではありません。極端な例を挙げると、洗脳されて行動している人は、他人に物理的に強制されていなかったとしても、他律的に行動していると考えられます。また、医療を受けなくてもがんは治るといった誤った信念に基づいて治療を拒否したり退院を求めたりする患者がいるとします。この場合、患者の意思にそのまま従うことは、必ずしも患者の自律を尊重したことにはならないでしょう。むしろ、医療者が患者に適切な情報を与えて、可能な限り治療の継続を勧めることが、本人の自律を尊重することにつながると考えられます（→第5章、第6章）。

ⓑ 善行原則

善行原則とは、医療者は患者の利益を考えて行為しなければならないという原則です。善行（beneficence）は、benefit（利益）と共通の語源を持ち、善い行いという意味です。昔から「医は仁術」といわれたり、「人類の健康を向上させ、守ることは、医師の責務である」と世界医師会のヘルシンキ宣言にも謳われたりしているように、善行原則は医療者という職業の中心にある倫理原則の一つです。

医学的に最良の判断に基づき、患者の利益になることを行うべきだというのがこの原則の考え方です。例えば、緊急に手術をしなければ、患者の生命に危険がある場合、手術を行うべきだということを善行原則は支持するでしょう。また、身寄りのない患者で、しかも本人の意向がわからない場合には、患者の最善の利益になる医療を行うことが支持されるでしょう。さらに、患者の転倒を予防する対策を立てて患者の利益を守るといったことも、善行原則によって支持される行為といえます。

ただし、何が患者の最善の利益になるのかは難しい場合もあります。例えば、健康上の利益だけを考えると喫煙は止めたほうがよいと思われます。しかし、仮に自分の人生にとって喫煙は不可欠であると本人が考えている場合はどうでしょうか。このような場合、純粋な医学的判断としての当人の利益と、本人の価値観を考慮に入れたうえでの当人の利益を区別するなら、善行原則は禁煙を、自律尊重原則は喫煙を支持すると考えることができます。

ⓒ 無危害原則

無危害原則とは、患者に有害なことをしてはならないという原則です。無危害（non-maleficence）とは、危害を与える行為（maleficence）をしない、ということです。古代ギリシア時代のヒポクラテスの誓い以来、伝統的にこの原則は人工妊娠中絶の禁止や、安楽死の禁止を支持するものと考えられてきました（**BOX1**）[3]。今日では、こうしたことのほかに、患者にとって利益のない治療や検査、あるいは死亡リスクの高い医学実験の実施などをこの原則は支持しないでしょう。さらに、今日では医療機関における医療事故の問題が大きな社会問題になっていますが、医療者がこうした医療事故を患者にもたらさないというのも、無危害原則が求める事柄といえます。

BOX 1 ▶ ヒポクラテスの誓い（抜粋）

　医師アポロン、アスクレピオス、ヒュギエイア、パナケイアをはじめ、すべての男神・女神にかけて、またこれらの神々を証人として、誓いを立てます。そして私の能力と判断力の限りを尽くしてこの誓いとこの約定を守ります。（中略）致死薬は、誰に頼まれても、決して投与しません。またそのような助言をも行いません。同様に、婦人に堕胎用器具を与えません。（中略）治療の機会に見聞きしたことや、治療と関係なくても他人の私生活についての洩らすべきでないことは、他言してはならないとの信念を持って、沈黙を守ります。

（ヒポクラテス．古い医術について　他8編．小川政恭，訳．岩波文庫，1963. pp.191-192を参考に作成）

ⓓ 正義原則

正義原則とは、複数の患者がいる場合に、正義にかなった仕方で扱うことを命じる原則です。これは医療資源の配分という問題に大きく関わります。例えば、人工呼吸器が足りない場合や、ICUのベッドが不足している場合、あるいは夜勤でスタッフが少ない場合などのように、どの患者の治療を優先するかを決める場合に問題になります。

　この場合の正義は、公平さと言い換えることができます。複数の患者を公平に扱うとは、彼らを全く平等に扱うということを必ずしも意味しません。例えば災害時のトリアージでは、重症度に応じて搬送や治療の順番を決めます。この場合、複数の患者を不平等な仕方で扱うことになりますが、トリアージが適切に行われていれば、不公平だということはできないでしょう。また、臓器移植の優先順位は、医学的な緊急度だけでなく、待機時間が長いほど高くなります。言い換えると、同じ医学的緊急度の患者が2人いた場合、待機時間が長い患者が優先されるということです。正義原則が平等な扱いを命じることもありますが、これらの事例のように、重症度や待機時間などに応じた不平等な扱いを命じることもあります。

医療資源の配分に関して正義原則が何を求めるかは、個々のケースによっても大きく異なりますが、一般には、なるべく医学的な見地からの評価にとどまり、患者の社会的な地位や人種や貧富の差といった考慮事項は除外するのが望ましいといえます。特に、いわゆる社会的弱者といわれる、身寄りのない高齢者や重度の障害者、生活保護にある人などを十分な理由なく差別することは、正義原則に反することになると考えられます（**BOX2**）。

BOX 2 「等しいものは等しく扱え」（Treat like cases alike）

　正義の形式的な原則として、「等しいものは等しく扱え」という格言が知られています。これは、同様なケースについては同様な判断を下さなければならないという要求です。例えば、一郎と次郎という双子がいて、先に帰宅した一郎が学校で良い成績をとってきたというので親が一郎に特別に小遣いをあげたとします。すると、あとから次郎も帰ってきて、同一のよい成績をとってきたと言ったとしたら、親はどうすべきでしょうか。この場合、何か特別な理由を見出せない限りは、同じだけの小遣いをあげるべきだといえるでしょう。もし同じだけの小遣いをやらなかったら、次郎は「不正義だ」あるいは「不公平だ」ということでしょう。これが「等しいものは等しく扱え」という正義の要求です。

　ですが、比較の対象となる2つのケースに関して、どの点を同様とみなし、どの点を異なるとみなすかは大きな問題です。というのは、臨床のケースにしろ、裁判のケースにしろ、よく似た事例であっても、厳密に全く同一の事例は存在せず、何らかの相違点を指摘することは常に可能だからです。一郎と次郎の例でいえば、2人は名前が異なり、よく見れば顔つきも微妙に異なり、また、ひょっとすると次郎は数日前に学校で悪さをして問題を起こしたばかりかもしれません。しかし、もし2人の親が、一郎と次郎が名前が異なることや顔つきが微妙に異なることを理由に同じだけの小遣いをやらないことにしたとすれば、親の判断はおかしいと非難されるでしょう。他方、次郎が少し前に学校で悪さをしたという事実は、一郎と次郎を異なった仕方で扱うもっともな理由になるかもしれません。このように、一郎と次郎が持つ違いの中には、先の「小遣いをやるべきだ」という判断に影響すべきではないものと、判断に影響を与えて然るべきものがあります。そこで、判断に影響を与えて然るべきものを「重要な違い」と呼ぶことにすると、一般に、ある2つの事例に重要な違いが1つも見出されないならば、それらの事例に対しては同様に判断すべきだ、ということができます。このような考え方は、道徳だけでなく、法の文脈でも用いられているものです。

❺医療現場での四原則の活用法

　以上で見た4つの原則については、以下の3つのポイントに留意する必要があります。

　1つは、四原則を用いて考えることの長所は、何が倫理的に問題になっているかを分析できるということです。臨床倫理においては、まず何が倫理的に問題なのかをはっきりさせる

必要があります。しかし、ケースの説明を受けただけでは、そもそも何が倫理的に問題なのかを言葉で言い表すのが難しい場合があります。そのような場合、四原則を用いて分析すると、問題がクリアになることがあります。例えば、医学的にみて最善の治療を患者が拒否する場合、善行原則と自律尊重原則が衝突していると表現できます。また、終末期の患者が安楽死を求めている場合、自律尊重原則と無危害原則が衝突していると表現できます。このように四原則を用いて述べることで、解決すべき問題がクリアになり、議論のポイントを皆で共有することが可能になります。

　もう1つは、これらの原則は、「一見自明な原則」だということです。**一見自明な原則**とは、それが倫理的原則であることは間違いなく、どのようなケースにおいても尊重されるべきであるものの、個々のケースにおいて絶対に守らなければならない原則ではないということです（→p.18～19、第2章 義務論の項目を参照）。例えば、患者の自律尊重原則を常に最優先にしなければならないとすると、安楽死を求める患者には安楽死を行わなければならず、一切の治療を拒否する患者には有益な治療を全く行えなくなります。また、無危害原則が常に最優先で守られなければならないとすると、患者に対する侵襲性のある手術や医学実験は一切認められないということになります。さらに、判断能力のある患者の決定に反して、善行原則を常に優先して治療方針を決めるならば、**パターナリズム**の度が過ぎることになるでしょう（**BOX3**）[4]。したがって、これらの原則は、それぞれのケースにおける**相対的な**重要性を考慮して、すべての原則を可能な限り尊重しつつも、当該のケースにおいてどれが優先するのかを決める必要があります。

　最後に、四原則を用いた問題解決には、経験が必要だということです。4つの原則は、そのすべてを満たすような判断ができることが望ましいですが、上で述べたように、ケースによっては原則同士が衝突する場合があります。こうした場合、どちらの原則が優先するということは四原則のアプローチでは直ちにはいえません。臨床倫理においては、ケースをよく検討して、すべての原則を満たす解決策がないかをまず考え、それが無理であれば、いずれかの原則を、法律や院内指針なども参考にしながら、優先させる決定をしなければならないでしょう。四原則をうまく用いるためには、経験を重ねるしかないともいえます。「原則が問題を解決するのではなく、人が問題を解決する」のです[5]。

BOX 3 他者危害原理とパターナリズム

　患者の自律尊重原則、および善行原則との関連で、他者危害原理とパターナリズムという一般的原理を紹介しておきます。

　他者危害原理とは、「他人に危害を加えない限り、個人の自由は制限されるべきではない」という、主にJ・S・ミルの『自由論』（1859）に由来する発想です。ミルは、「一つの非常に単純な原理」として、この原理を次のように述べています。

　—その原理とは、人間が、個人的に又は集団的に、誰かの行動の自由に正当に干渉しうる

唯一の目的は、自己防衛だということである。すなわち、文明社会の成員に対し、彼の意志に反して、正当に権力を行使しうる唯一の目的は、他人に対する危害の防止である（ミル, 1979. p. 224）。

ミルは続けて、「彼自身の幸福は、物質的なものであれ精神的なものであれ、十分な正当化となるものではない」として、本人の利益のために強制的に行為をさせたりやめさせたりしてよいとするパターナリズムの発想を批判しています。何が「危害」と呼べるのかということや、社会において他人に何らかの影響を及ぼさない行為はそもそも存在するのかといった論点はありますが、ミルの他者危害原理は、個人の自由を最大限尊重する自由主義の根幹にあるということがいえます。また、彼は、他者危害原理を、功利主義から正当化できると考えていました。

個人の自由や権利を最大限尊重しようとする自由主義社会では、パターナリズムは未成年などの判断能力を持たない者に対するものを除き、概して排除される傾向にあります。とはいえ、安楽死の禁止や自動車のシートベルトの装着義務など、パターナリスティックな法規制も一部存在しています。患者の自律尊重原則と善行原則のバランスをどうとるかという臨床倫理における問題は、他者危害原則とパターナリズムの相克という、より一般的な論争の一側面と見ることができます。

(J.S.ミル, 他. 自由論. ベンサム（世界の名著 49）. 関嘉彦, 責任編集. 中央公論社, 1979 を参考に作成)

2 決疑論とケアの倫理

次に説明する決疑論とケアの倫理は、医療倫理の四原則のような「原則に基づくアプローチ」とは異なる倫理的推論を行うことにより、個々のケースで何をなすべきかを考えようとする理論です。

ⓐ 決疑論

決疑論は、「ケースに基づくアプローチ」ともいわれるように、これまでに経験したケース（症例）を参考にして、何をすべきか考えようとする立場です。例えば、転倒の危険性のある認知症の患者を一時的に拘束するかどうかについて決めなければならないとします。医療倫理の四原則の考え方では、上でみたように、4つの原則を用いてケースを分析しますが、決疑論の立場では、過去に同様のケースがあるかどうかについてまず考えます。患者を拘束することに関して病院での意見が一致した臨床事例や裁判所の判例など、典型的なケース（これを**パラダイムケース**と呼びます）を見つけ出し、それと今回のケースが十分に類似しているといえるなら、以前と同じ判断を行います。また、例えば以前のケースは認知症だったが、今回は別の精神疾患であるなど、以前のケースとは違いがあると考えられる場合には、そうした違いが判断に影響を与える重要性を持つかを考えます。このような形で、個々のケースにおける判断を積み重ねて典型例をストックしておき、典型例を念頭に置きながら問

題を解決へと導こうとするのが決疑論です（決疑論の「決疑」とは、「疑いを決する」、すなわち解決するという意味です）。次に説明する**臨床倫理の四分割法**は、こうした決疑論の考え方に基づくものです。

❺ 臨床倫理の四分割法

臨床倫理の四分割法は、臨床ケースの倫理的問題を分析するのに用いられる方法です。ジョンセンらの『臨床倫理学』で詳しく説明されているこの方法では、紙の上に十字に線を引き（あるいは、線を引く代わりに紙を2つ折りにしてから開いてもよいでしょう）、左上のマスに「医学的適応」、右上のマスに「患者の意向」、左下のマスに「QOL」、右下のマスに「周囲の状況」と書き入れ、そこにケースの事情を書き込んで分析を行います（**図1**）6)。

医学的適応（Medical Indications）	患者の意向（Patient Preferences）
善行と無危害の原則 1. 患者の医学的問題は何か？ 　病歴は？　診断は？　予後は？ 2. 急性か、慢性か、重体か、救急か？ 　可逆的か？ 3. 治療の目標は何か？ 4. 治療が成功する確率は？ 5. 治療が奏効しない場合の計画は何か？ 6. 要約すると、この患者が医学的および看護的ケアからどのくらい利益を得られるか？　また、どのように害を避けることができるか？	**自律性尊重の原則** 1. 患者には精神的判断能力と法的対応能力があるか？　能力がないという証拠はあるか？ 2. 対応能力がある場合、患者は治療への意向についてどう言っているか？ 3. 患者は利益とリスクについて知らされ、それを理解し、同意しているか？ 4. 対応能力がない場合、適切な代理人は誰か？　その代理人は意思決定に関して適切な基準を用いているか？ 5. 患者は以前に意向を示したことがあるか？　事前指示はあるか？ 6. 患者は治療に非協力的か、または協力できない状態か？　その場合、なぜか？ 7. 要約すると、患者の選択権は倫理・法律上、最大限に尊重されているか？
QOL（Quality of Life）	周囲の状況（Contextual Features）
善行と無危害と自律性尊重の原則 1. 治療した場合、あるいはしなかった場合に、通常の生活に復帰できる見込みはどの程度か？ 2. 治療が成功した場合、患者にとって身体的、精神的、社会的に失うものは何か？ 3. 医療者による患者のQOL評価に偏見を抱かせる要因はあるか？ 4. 患者の現在の状態と予測される将来像は延命が望ましくないと判断されるかもしれない状態か？ 5. 治療をやめる計画やその理論的根拠はあるか？ 6. 緩和ケアの計画はあるか？	**忠実義務と公正の原則** 1. 治療に関する決定に影響する家族の要因はあるか？ 2. 治療に関する決定に影響する医療者側（医師・看護師）の要因はあるか？ 3. 財政的・経済的要因はあるか？ 4. 宗教的・文化的要因はあるか？ 5. 守秘義務を制限する要因はあるか？ 6. 資源配分の問題はあるか？ 7. 治療に関する決定に法律はどのように影響するか？ 8. 臨床研究や教育は関係しているか？ 9. 医療者や施設側で利害対立はあるか？

図1　症例検討シート
（アルバート・ジョンセン, 他. 赤林朗, 他監訳. 臨床倫理学 第5版 臨床医学における倫理的決定のための実践的なアプローチ. 新興医学出版社, 2006, p.13より許可を得て転載）

第一に、「医学的適応」のマスには、診断や予後など、患者の治療に関する医学的な情報を書きます。ここは医療者が専門とする医学的な事実が多くを占めます。ただし、ここでも事実と価値を注意深く区別する必要があります。というのは、患者に対する医療の目標がどこにあるのか（積極的治療なのか、症状緩和が中心なのかなど）、治療のベネフィットがリスクを上回ると考えるか、また治療が無益なのかどうかといった問いには、医療者の価値判断が入り込む可能性があるためです。また、ここを詳しく書くことはもちろん重要ですが、ここだけ詳しく書き込むのではなく、ほかのマスにも十分な注意を払うことが大切です。

第二に、「患者の意向」のマスには、治療方針に関する患者の現在の意向があればそれを書き、それがなければ患者の事前指示（アドバンス・ディレクティブ）を書きます。それもない場合には、家族などの代理決定者から聴取した患者の推定意思（「患者はこういう場合には○○してほしいと言っていた」）を書きます。それもわからない場合には、代理決定者が患者にとって最善と考える判断を記します。患者の意向について考える際には、患者に判断能力があるのか、また判断能力を誰がどのように評価したのかに注意する必要があります。また、患者の意向が十分な説明に基づく自発的なものか、つまりインフォームド・コンセントがきちんとなされたものかという点にも注意する必要があります。

第三に、「QOL」のマスには、患者の quality of life（生活の質）評価について書きます。QOL評価については、EQ-5Dのように健康関連QOLをいくつかの面から測定する尺度があります。

QOLの評価は、1人で歩けるかどうか、着替えや洗面などを自分でできるかどうかといった記述的側面と、それらが当人の生活の質をどの程度上げたり下げたりしているかという評価的側面に分かれます。このQOL評価の記述的側面と評価的側面は、それぞれ事実判断と価値判断に当たります（→p.14、第2章 事実と価値の区別）。したがって、QOL評価についても、事実と価値の区別について注意する必要があります。一般にQOLについては、測定値が高いほど評価も高いため、事実と価値の区別が実感しにくいですが、測定値が低い場合には評価が異なることが出てきます。例えば、EQ-5Dの測定値がかなり低い場合に、ある人は「死んだほうがまし」という価値判断をするかもしれませんが、別の人は「死ぬよりはまし」という価値判断を下すかもしれません。これは、同じ測定値（事実判断）でも、評価（価値判断）は異なるということです。

また、QOL評価は、本人によるものか、第三者によるものかで大きく異なる可能性があるため、誰の判断なのかについても注意する必要があります。さらに、健康な医療者がQOLを評価する際には、病気や障害、あるいは高齢であることに関して偏見やバイアスが含まれていないかについても注意する必要があります。

最後に、「周囲の状況」のマスには、患者や家族の文化的・宗教的背景や経済的事情、法的問題など、ほかのマスには入らなかった様々な状況について書き入れます。ここには例えば、医療者や病院の利益の問題、家族や親戚の利益の問題、守秘義務、患者の経済的事情、資源配分の問題、該当する法律・ガイドライン・院内指針などを記述することが考えられます。

このように四分割表を用いて分析することで、ケースの詳細についての理解が深まり、過去のどのケースと似ているか（あるいは似ていないか）が明確になり、次に何をすべきかが

より明確になることが期待されます。また、ケース・カンファレンスの際などに医療チームで一緒にこの表を完成させることにより、多職種のチーム内での情報共有や、検討記録の作成にも役立つと考えられます。参考までに、米国で四分割表が倫理コンサルテーションの手順の中で用いられている事例を示します（**表2**、p.83、第7章の**表1**）[7]。

表2 **臨床倫理ケース・コンサルテーション報告書のためのフォーマット**

ステップ1：ケースの基本情報	患者の名前、依頼者、主治医、診療科など
ステップ2：コンサルテーション依頼の理由	キークエスチョンは何か
ステップ3：情報提供者	患者、患者家族、看護師、主治医、MSWなど
ステップ4：ケースの体系的記述	**四分割表**を用いる
ステップ5：評価	何が問題になっているかを正確・簡潔に記述
ステップ6：考察と分析	どのような倫理的価値が衝突しているかを分析し、判例なども用いて解決の方向性を述べる
ステップ7：助言	以上の検討から導き出される倫理的な義務を明確かつ実践的に述べる

（D・ミカ・ヘスター，編. 前田正一，他監訳. 病院倫理委員会と倫理コンサルテーション. 勁草書房，2009. 第4章を参考に作成）

　ややもすると抽象的になりがちな四原則の考え方が「トップダウン」（原則からの演繹的な思考法）といわれるのに対して、具体的なケースに基づく決疑論の考え方は「ボトムアップ」（事例からの帰納的な思考法）といわれます。このような思考法は、普段から多くのケースを経験する医療者に向いていると考えられます。

　ただし、決疑論の考え方には2つの問題があります。1つは、過去のケースを参考にするため、判断が保守的になりがちだということです。もう1つは、これまでに経験しなかった全く新しい倫理的問題が出てきたときには、この考え方では対応しにくいということです。したがって、過去のケースとは大きく異なるケースが現れた場合には、無理に過去のケースを当てはめて同じように判断しようとせず、四原則などを用いて十分な分析を行ったうえで解決策を考える必要があるといえます。

ⓒ ケアの倫理

　ケアの倫理も、決疑論と同様、個々のケースにおける具体的な事情を重視する立場です（**表3**）[8]。四原則のアプローチにおいては、「このケースにおいて現れている原則の衝突を解決するにはどうしたらよいか」という、いささか抽象的になりがちな問いを考えるのに対して、ケアの倫理では、「このケースにおける人間関係の中で、各人の気持ちやニーズをよく理解するにはどうしたらよいか、また、それに対して私はどのように応答すればよいのだろうか」という具体的な問いを考えることになります。

　例えば、安楽死を望んでいる終末期の患者の治療をどうすべきかについて判断を迫られているとします。四原則アプローチだと、患者の自己決定を尊重せよという自律尊重原則と、患者に危害を与えるべきでないという無危害原則が対立しており、この対立をどのようにし

て解決できるかを主として考えることになるでしょう。それに対して、ケアの倫理であれば、なぜその患者は安楽死を望むようになったのか、患者と家族はどのような人間関係であるのか、また患者と医師や看護師はこれまでどのような関係を築いてきたのか、といった具体的な人間関係の物語を描き出すことによって、自分は患者の望みに対してどう応答できるかを考えることになるでしょう。

　もともとケアの倫理は、四原則アプローチのような原則や公平性を重んじる倫理的推論を批判する立場として登場し、女性特有の倫理的思考を特徴づけていると主張されました。しかし、今日では、必ずしもケアの倫理は女性特有の思考というわけではなく、男性にとっても重要な考え方だと考えられています。また、「ケアの倫理か四原則か」という考え方をする必要は必ずしもなく、柔軟に両方の考え方を用いて考えるのがよいと思われます。例えば院内指針の策定の際には四原則のほうが適しているかもしれませんし、臨床現場の個々のケースにおいては両方を使って考えることにより、より多面的な考察が可能になるでしょう。

表3　ケアの倫理の諸特徴

①ケアの倫理は、自分が責任を負う特定の他者のニーズに注意を払い、そのニーズを満たすことに高い道徳的重要性を置く。また、人間が他人に依存して生きていることを前提とする。
②ケアの倫理は、道徳的に何をなすべきかを考える際に、理性だけでなく共感や感情移入など感情が果たす役割を重視する。
③ケアの倫理は、特定の他者への責任や関係が、普遍的・抽象的な倫理原則よりも重要な場合があることを認める。
④ケアの倫理は、自律的で対等で自発的な人間同士の交わりを前提とする公的生活と区別される、依存して不平等で非自発的な家族関係に基づく道徳的結びつきからなる私的生活こそが道徳にとって基礎的だと考える。
⑤ケアの倫理は政治・経済理論における自足的で独立した人間像ではなく、関係的で相互依存的な人間像を想定する。そこから、他人を放っておく道徳ではなく、他人に対して責任をとる理論が導かれる。

（Virginia H. The ethics of care: Personal, political, and global. Oxford University Press. 2006 を参考に作成）

まとめ

　本章では、医療倫理に必要な倫理的知識について、医療倫理の四原則、決疑論（臨床倫理の四分割法）とケアの倫理を中心に説明しました。医療倫理上の意思決定をする際には、上で述べたどの理論が一番正しいかと考えるよりは、自分がどのような形で倫理的推論を行っているかを分析するとともに、こうしたいくつかの理論を用いて、様々な観点からケースを考察するのが重要といえます。また、これらの理論は、倫理的問題を議論する際に様々な背景を持った倫理コンサルタントの間で「共通の言語」を提供してくれるでしょう。最後に、本章で見たいくつかの倫理的理論については、それらを単なる知識として身につけるのではなく、ケーススタディなどを通して学ぶことにより実践的に使えるようにすることが大切といえます[注①]。

参考文献

1）　トム・L・ビーチャム, 他. 生命医学倫理 第5版. 麗澤大学出版会, 2009.

注①　本章は次の論稿に大幅な加筆修正を行ったものです。児玉聡. 医療倫理の理論. 松村由美, 編. 医療安全学. メディカルレビュー社, 2018. pp. 8-20.

2) 加藤尚武 . 現代倫理学入門 . 講談社学術文庫 , 1997. p. 177.

3) ヒポクラテス . 古い医術について 他 8 編 . 小川政恭 , 訳 . 岩波文庫 , 1963. pp. 191-192.

4) J.S.ミル , 他 . 自由論 . ベンサム（世界の名著 49）. 関嘉彦 , 責任編集 . 中央公論社 , 1979.

5) Churchill LR. Theories of justice, in Ethical Problems in Dialysis and Transplantation. Kjellstrand CM, et al (ed). 1992. pp. 21-34.

6) アルバート・R・ジョンセン , 他 赤林朗 , 他監訳 . 臨床倫理学 第 5 版 臨床医学における倫理的決定のための実践的なアプローチ . 新興医学出版社 , 2006.

7) D・ミカ・ヘスター , 編 . 前田正一 , 他監訳 . 病院倫理委員会と倫理コンサルテーション（第 4 章）. 勁草書房 , 2009.

8) Virginia H. The ethics of care: Personal, political, and global. Oxford University Press. 2006.

馬場：患者さんの状況の全体像を把握したり、患者さんの意向や利益を考えてコンサルテーションチームの対応を検討したりするのに、四分割法や四原則のツールは役に立ちますね。

鶴田：原則に基づいて方策を立てたりするのに便利です。でも、それだけでは解決しないことも多いです。

馬場：では、どうしたらいいんですか？

鶴田：問題の多くは、患者さんやご家族、スタッフなど複数のステークホルダーがいて、それぞれの考えや価値観が違うことで起きていますね。人間は誰であれ、感覚を持ち、感情に左右され、欲に振り回されながら、独自の考えを持って人生を歩んでいるので、なかなか折り合えないという場合も多々あります。

牛山：価値観の底にはエゴがあるということですね。患者さんも、ご家族の方も、医療者も。

鶴田：私たちも含め、すべての人がそうです。そして、自分がこうあってほしいということと現実に差があって、それが苦しみの源になります。ですので、それぞれの人の苦しみやその要因を探り、それらを和らげる手立てを考えない限り、解決には至りません。私は、この状況を解決するのに役立つのではと思って、ビジネス・ツールとして知られているマンダラ・チャートを利用することにしました。また後ほど詳しく説明しますね（→p.152、第 11 章）。

牛山：太郎さんの治療中止の問題では、院長が「中止すればマスコミや誰かに非難されるかもしれない」と思われているなら、これが一つの問題ですね。私が院長だったら、かなり不安になりますし、面倒は避けたいと思います。

馬場：確かに、一人で責任を負わされたら、つらいですね。

亀井：なので、なぜ太郎さんの治療中止が太郎さんの利益になるのかを説明して、治療中止は病院全体で合意したことであって院長一人の責任ではないことなどをお話して、相談したらよいと思います。

鶴田：「院長も臨床倫理委員会の話し合いに入っていただけませんか」と持ちかけて一緒に考えたりするのもよいかもしれませんね。

（佐藤恵子）

chapter

4 インフォームド・コンセントの法理

荻野 琴、児玉 聡

学習の目標

● インフォームド・コンセントの法的な位置付けを理解する

● 難治性疾患の告知に関わる法的問題について理解する

● 未成年者のインフォームド・コンセントの法的問題について理解する

鶴田：医療行為をする際は、「前もって患者に説明して、同意をもらってから行う」ということが、広く知られるようになりましたね。

馬場：インフォームド・コンセントや説明義務のことは医師国家試験に出ますし、医療者では知らない人はいないと思います。

亀井：でも、しばらく前までは、がんの診断も伝えないという状況だったのですよ。

牛山：正確な病名や病状を伝えないで、何か治療をするのは無理じゃないですか？　良性疾患だと偽って手術をすることはできたかもしれないですが……。

馬場：がんのように進行したり、死の要因になったりする疾患の場合は、本当のことを知らせてもらわなければ、その人なりの生活をする機会も失われるので、よくないですよね。

鶴田：ですが、がんに効く薬が出てきたのは最近の話で、それまでは、がんの診断が死の宣告に近い感じだったのでは……と思われます。だから、医療者がためらうのも理解できます。嘆き悲しむ患者さんやご家族を支えなくてはいけないですし、それも大きな負担になりますからね。

馬場：治療の選択肢が増えてきたことも、説明のしやすさを後押ししたわけですね。

亀井：それは大きな要因の一つだと思います。インフォームド・コンセントの必要性を理解するには、患者さんへの説明が医師の裁量とされていたことで、どのような不都合やよくないことが起きてきたのか、それを踏まえて法や倫理がどう答えようとしたのか、などの歴史を知っておくことは大事だと思います。

（佐藤恵子）

はじめに

　本章では、医師のインフォームド・コンセントについて、法的観点、とりわけ民事法の観点から理解することを目標とします。インフォームド・コンセントは、医療倫理の四原則のうち患者の自律尊重原則と対応しており、法的には医療者に対して課せられる重要な義務とされています。そのため医療者は、インフォームド・コンセントが法的にどのような意味を持つのか、また、どのようなことに注意しなければならないのか、しっかり理解しておくことが必要です。

　本章の構成は以下の通りです。はじめに、第１節においては医師と患者の法的関係を確認しながら、インフォームド・コンセントがどのような義務として医師に課されているのかを説明します。続いて、第２節では、がんの告知を例にとり、難治の疾病を告知する場合の注意点や考え方について示します。最後に第３節では、未成年者に対するインフォームド・コンセントの問題を取り上げ、法的にどのように考えるべきかを説明します。

1 医療におけるインフォームド・コンセント

　インフォームド・コンセントとは、患者さんに対して医療を提供するにあたり、医療の担い手が適切な説明を行ったうえで、患者さんから同意を得ることを意味します。法律上では、例えば医療関係者の責務を定めた医療法１条の４の中に、「医師、歯科医師、薬剤師、看護師そのほかの医療の担い手は、医療を提供するに当たり、適切な説明を行い、医療を受ける者の理解を得るよう努めなければならない」とあり、インフォームド・コンセントの法的な趣旨を定めています。

　それでは、インフォームド・コンセントは法的にどのような重要性を持つのでしょうか。法律には刑事法や民事法など様々な領域があり、それぞれが異なる原理や仕組みによって成り立っています。そのため、医療関係者が法的義務を怠るなど、違法な行為を行った場合には、次の３つの責任が問われる可能性があります。１つ目の責任は、刑法などに違反することで問われる**刑事責任**であり、刑罰などが科せられる可能性があります。２つ目は、患者側からの請求によって損害賠償などが求められる**民事責任**です。そして、３つ目に、戒告や免許の取り消しといった処分を受ける**行政上の責任**です。本章では、このうち主に医師に対する民事責任の観点から、インフォームド・コンセントの重要性を考えます[注①]。

　ただし、インフォームド・コンセントは民法上のみならず刑法上の重要性も持っていることに注意しましょう。刑法学者の山口厚氏によれば、侵襲性が高い医療が正当化されるには、「①医学的適応性（医療行為が患者の生命・健康の維持・増進にとって必要であること）、②医術的正当性（治療当時の水準に照らして医学的に認められた方法で行われること）、③患者の同意」が必要となります。このうち、患者の同意は違法性を阻却する中核的な要件であるとされ、「判断能力を備えた患者の明示の意思に反する医療行為は正当化されな

注①　予告をしておくと、本書第９章で扱う治療の中止に関する問題は、このうち刑事責任に関わる問題として議論されます。

い」と考えられています。

　さて、それでは医師にとってインフォームド・コンセントが民法上重要なのはなぜでしょうか。これを考えるために、まず医師と患者が法律上どのような関係にあるのかを説明しましょう。医師と患者は一般に「診療契約」を結びますが、この契約は民法的には「準委任契約」[注②]（民法656条）に該当します。「準委任」とは、何らかの仕事を、他者に報酬を支払って本人の代わりに行ってもらうことを意味します[注③]。すなわち、診療契約とは、専門の知識を持った医師に治療費などを支払うことで、診断や治療をしてもらうということなのです。また、この契約関係が根拠となって、何らかの医療事故等が起きた場合には、専門家たる医師の責任が問われ、損害賠償が求められることになります（民法第415条）。

　それでは、医師の責任が問われるのは具体的にはどのような場合なのでしょうか。民法的には、主に次の3つの場合に責任が問われると考えられています。まず1つ目は、**医療技術上の過誤**があった場合です。医療は患者の生命や健康に関わる重要な業務が多いので、医師には危険防止のために最善の注意が求められます。ただし、どのような注意が必要かは、治療が行われる時点での医療水準に照らして判断されます。その時点で必要とされた注意を欠いて、患者に不利益が生じた場合には、医師の責任が問われることになります。次に、2つ目として**説明義務違反が認められる場合**があります。これが本章のテーマであるインフォームド・コンセントに関わるものです。詳しくは、この後で説明しましょう。そして最後に、**患者のプライバシー情報の漏洩があった場合**（例えば患者が人に病名を知られたくなかったのに、第三者に話した場合など）にも、医師に損害賠償が請求されることがあります。

　先述したように、医師が患者に対して説明義務を怠った場合には、医師の責任が問われる可能性があります。これについて、最高裁の判決では、医師には、診療を開始するにあたって、患者本人に対して疾患の病名や症状、治療の内容、治療の危険性のほか、その他の治療の選択肢などを説明し、承諾を得る義務があると述べられています。さらに、患者の承諾のない医療行為は原則として違法であり、損害賠償請求の根拠になるとも記されています（最三小決平成13年11月27日）[注④]。

　こうした義務が医師に課せられるのは、**患者の自己決定権**によっています（第3章の1-aも参照）。正常な精神状態の患者は、自分の生命や身体について何を行い、何を拒否するのか自分で決定する権利、すなわち自己決定権を有しています。それゆえ、患者の同意なしに医療行為を行うことは、患者の健康状態の改善が目的であったとしても、この権利を侵害していることになり認められないのです。また、治療に関して複数の選択肢がある場合には、患者

注②　ただし、患者の意識がない場合には、医師と患者は「事務管理」という法的関係におかれることになります。この場合には、①患者本人の意思を知っていたり推察できる場合にはその意思に従い、②本人の意思がわからない場合には、患者の最善の利益に基づいて判断することが求められます。

注③　「準委任」という言葉遣いについて少し専門的にはなりますが補足しておくと、民法上には、「委任」と「準委任」という2つの言葉があり、これらの間には次のような違いがあります。まず「委任」というのは弁護士に法的業務を依頼する場合のように、専ら法律行為を委託する契約に関して用いられます。一方、「準委任」は法的な業務以外の契約に対して使われる用語です。そのため、医療に関わる診療契約は「準委任契約」に該当します。

注④　平成10（オ）576　損害賠償請求事件。

が自分のライフスタイルに合わせて何を選ぶか考えられるよう、十分な情報提供が必要です。そのため、取り得る選択肢と利害得失、予後についても十分に説明するべきであるとして、説明義務が定められているわけです。以下、BOX1 にインフォームド・コンセントに関する要点をまとめ、BOX2 に説明義務違反が実際に問題となった事例についてまとめておきます。

BOX 1 インフォームド・コンセント

①定義

医療行為に先立って、医師が患者に対して治療行為の内容などについて十分に説明し、同意を得ること。これは医師が患者に負う義務である。

②法的根拠

正常な精神状態の患者は、自分の生命・身体に関することを自分で決める自己決定権を有しているから。そのため、医師がインフォームド・コンセントを得ずに治療を施し、民事訴訟に至った場合、たとえ患者の健康状態が改善していたとしても、患者の自己決定権の侵害にあたると評価され、損害賠償を命じられる可能性がある。

③説明するべき内容

1. 診断の内容、2. 患者の現在の状態、3. 予定している治療法の概要と目的・方法・利益、4. 治療の危険性・副作用と可能性、5. 代替できる治療法の存在とそこから期待できる利益、6. 放置した場合の転帰、7. 治療期間、など。

④注意するべきこと

患者の同意を得るのは、予定された検査や治療の前でなければならず、同意した範囲を超えて治療を行うことはできない。また、同意には患者の自由な意思決定が必要であり、説明の相手は患者本人が原則である。

BOX 2 説明義務違反が問題となった判例

エホバの証人輸血拒否事件（最三小判平成 12 年 2 月 29 日民集 54 巻 2 号 582 頁）

エホバの証人の信者で、宗教的な理由から輸血を拒否していた患者が、輸血を伴わない手術ができると期待して入院したのにもかかわらず、手術の際に無断で輸血が行われたとして損害賠償を求めた事件。最高裁は、患者が輸血拒否の意思を明確に持っている場合にはそれが尊重されなければならず、医師らは輸血以外に救命の手段がない事態には輸血を行う方針であることを事前に説明する必要があったこと、そのうえで手術を受けるか否かは患者の意思決定に委ねられるべきであったことを認めた。この事件では、医師が説明を怠ったことで

患者の自己決定権が侵害されたと判断され、医師と病院に損害賠償の支払いが命じられた。

　ここまで、医師のインフォームド・コンセントの義務について見てきました。ただし、インフォームド・コンセントの省略が法的に認められている場合もあります。それは、①患者が既に治療の内容を知っている場合（同一の疾患で複数回通院している場合など）、②強制的治療が認められる場合、③患者が説明を受ける権利を放棄している場合、④治療上の特権、すなわち、真実を告げることが患者に対して重大な悪影響を与えるであろうことが確実と予想できる場合に限られます。最後の治療上の特権の場合について補足します。これには、例えば、診断が終末期疾患を示す場合等で、それを伝えることで患者が自殺をするおそれがあるなど、心理的に深刻な危害を及ぼす可能性が高い場合が該当します。そうした場合には、医師は医療情報を伝えないでおくことが許されます。しかしながら、世界医師会の『医の倫理マニュアル』では、この特権が濫用される危険性が指摘され、まずは患者が困難な事実に向き合うことができると期待すべきであるとされています[1]。あくまで、治療上の特権は最後の手段であり、真実を伝えることで極端な危害が生じることが確信できる場合にのみ行使されるものであると考えておくべきでしょう。

2 難治性疾患の告知について

　本節では、判例が豊富ながんの告知を取り上げながら、難治性疾患を告知する場合の注意点について考えます。はじめにがんの告知に関する基本的な考え方を整理し、次に **BOX3** にて、関係する判例を紹介します。

　がんの告知に関して注意すべき点は次の3点です。

　まず、①患者に告知する際に、**医師には、どこまで、どのように告げるのかといったことについて配慮する義務がある**ということです。特に難治性のがんの告知の場合など、悲観的な見通しを伝える場合には、患者は恐怖や精神的ショックを感じることが十分予想されます。そのため医師には、不必要な精神的苦痛を与えないように、患者の症状や精神状態の諸事情を考慮し、何をどのように告知するのかについて慎重に検討する注意義務があります（大阪地判平成8年4月22日判時1585号66頁など）。

　次に、②**患者には知らないでいる権利もある**ということです。この権利は憲法13条の幸福追求権に基づく重要な権利と考えることができます。原則的に医師に対しては、疾病に関係なく、患者本人に対するインフォームド・コンセントの義務が課せられています。しかし、患者本人が病名の告知を望まず、説明を拒否する場合には、患者の知らないでいる権利が尊重される必要があります。

　最後に、③**本人に告知しない場合、家族への告知が必要な場合がある**ということです。前述のように、インフォームド・コンセントは疾病の種類にかかわらず医師の義務です。しかし、病名を告知するか否かについては医師の合理的な裁量の範囲内とされています。ただし、その権限の行使に際しては、治療上の特権があるなど、合理的な理由が求められ、さらに本人

に病名を告げない場合には、家族等に対して告知することを検討する必要があります²⁾。というのも、家族らに告知をすることで医師の治療方針が共有され、家族らが患者の余命がより安らかで充実したものとなるように手厚い配慮を行うことが可能になるからです。こうした家族の支えは、患者本人にとって法的保護に値する利益であると考えられています（最判平成 14 年 9 月 24 日判タ 1106 号 87 頁）。そのため、医師は患者がこの利益を享受できるように、家族らへの告知を検討する必要があるのです。

BOX 3 — 難治性疾患の告知に関する主な判例

事例 1：告知の際の注意義務が問題となった事例（大阪地判平成 8 年 4 月 22 日判例時報 1585 号）

大阪市内の病院で抗がん剤治療を受け身体的苦痛を訴えていた患者に対し、医師が回診の際に斎場がある地区の名前を出して「○○に行くか」と度々声をかけたほか、明確な根拠なく余命の宣告をした。さらに、患者の心理的動揺を和らげるような措置をとらなかったことなどで、精神的苦痛を被ったとし、損害賠償請求が行われた。判決では、医師が告知や説明を行う際には、患者の症状や精神状態を慎重に検討する注意義務があると主張され、当該医師に損害賠償の支払いが命じられた。

事例 2：告知の際の配慮義務が問題となった事例（さいたま地裁平成 15 年 10 月 30 日判タ 1185 号）

医師によるがんの告知後に患者が点滴フックにコードをかけて首を吊って自殺をし、医師の配慮義務違反が疑われた。判決では、医師は患者へのインフォームド・コンセントの義務を有するが、同時にがんのような不治ないし難治の疾病の場合には、その説明をいつ、誰に、どのように行うのか、患者の性格や心身の状態、家族環境、あるいは、症状を知らせることが治療に及ぼす影響など、諸事情を勘案したうえでの慎重な配慮が不可欠であるとした。そのうえで、本事例では、告知前に患者の精神状態の深刻さが認められなかったことや、QOL 改善のために転院が予定されており告知が必要であったこと、実際にがんの告知に際して患者が異議を述べなかったことといった諸事情に照らして、医師に配慮義務違反を認めることはできないとされた。

事例 3：家族への不告知が問題になった事例（最判平成 14 年 9 月 24 日判タ 1106 号）

がんにより死亡した患者の家族が、医師が患者を末期がんであると診断しながら、その旨を患者にも家族にも説明しなかったことで患者および家族が精神的苦痛を被ったと主張し、慰謝料が請求された。判決では、医師は、患者本人に末期的疾患に罹患していることを告知すべきでないと判断した場合にも、その診断結果の重大性に照らすと、診療契約に付随する義務として、家族ら適当な者に対して診断結果を告知する義務を負うと指摘された。その理

由としては、家族らが告知を受けることで、物心両面において患者の治療を支え、患者の余命を充実したものにすることができるような配慮が可能になることが挙げられた。また、家族らのこうした協力と配慮は患者本人にとって法的保護に値する利益であるとされ、医師に慰謝料の支払いが命じられた。

3 未成年者に対する医療におけるインフォームド・コンセント

　最後に、本節では、未成年者の医療における問題を考えます。前節まで何度も確認してきたように、医師は侵襲を伴う医療行為を行うにあたって、原則として、患者に十分な説明を行い本人の同意を得る必要があります。インフォームド・コンセントは、患者の自己決定権の行使であると考えられ、侵襲性の高い医療行為を正当化するうえでも重要です。では、患者が幼児であったりして、同意ができない場合には、どのように考えればよいのでしょうか^[注⑤]。

　まず、同意できるか否かは、**①自己の身体に対する医学的侵襲に関して医師が行う説明を理解できるか**、**②治療を受けるか否かについて的確に判断できるか**、という2点から判断されます。それゆえ、たとえ未成年であっても、①と②の両方が可能である場合には、判断能力が認められ、患者自身が単独で同意することができます（ **BOX4** ：事例1）。

　それでは、上記①、②のいずれかに問題があり、同意能力が不足、あるいは欠如している場合にはどうすればよいのでしょうか。このような場合には、基本的に、**親権者などの代諾**を求めることで対処します。

　ただし、代諾は患者本人の同意と同一視することはできません。そのため、**代諾が認められるのは、患者の最善の利益にかなう範囲**に限られます。よって、患者の最善の利益に反する医療を要求したり、最善の利益となる医療への同意を拒否したりする場合には、代諾は認められません（ **BOX4** ：事例2）。こうしたケースは、場合によっては、「医療ネグレクト」の問題として考えられることになります。また、代諾に関しては、両親の一方のみの同意でもよいのか、事実上の養父母などが代諾できるのかなど、さらなる問題も残ります。これらについては、裁判上も明確にされておらず、難しい問題となっています。

BOX 4 ▶ **未成年者のインフォームド・コンセントに関する判例**

事例1：未成年者への説明義務に関する事例（京都地判昭和51年10月1日判例時報848号）

　医師が高校二年生の患者に対して、本人への説明が不十分なまま眼瞼の腫瘍除去手術を

注⑤　なお、ここでは未成年者に限って説明していますが、認知症や精神疾患などで同意能力の有無が疑われる患者の意思決定においても、同様の議論が当てはまります。

行った事件。患者と両親は、腫瘍の摘出が簡単で、眼に障害が残らないのであれば手術を受けたいと考えていた。実際には患者の腫瘍は摘出が難しい事例であったが、医師は慎重な診察を怠り、切除は容易だと説明して手術を行った。結果として、患者には肉芽腫と眼瞼下垂が生じ、二度にわたる再手術が必要になったうえ、後遺症が残った。判決では、未成年者である患者の同意能力を認めるとともに、医師は患者に対して合併症について十分に説明を行い、同意を得るべきであったとし、医師の説明義務違反を認め、損害賠償の支払いが命じられた。

事例2：親による意思決定に関する事例（東京地判昭和63年10月31日判例時報1296号）

　悪性腫瘍に罹患した当時16歳の患者の治療をめぐり、両親の強い希望で開始した治療法を医師が中断したことについて、自己決定権の侵害にあたるか否かが争われた事件。医師は通常治療の免疫療法を行う方針であったが、両親が丸山ワクチンの使用を強く希望していたため、併用することを認めた。当初は丸山ワクチンを投与していたが、医師は免疫療法薬を使用するために、丸山ワクチンの中断を度々両親に求めた。両親は都度拒否していたが、最終的に丸山ワクチンの中断を承諾したため、使用は中断され、免疫療法に移行した。しかし、程なくして両親の希望で丸山ワクチンの投与が再開され、免疫療法は実施できなくなった。その後患者の病状は悪化し、死亡した。両親は、希望した治療が中断されたことについて自己決定権の侵害を主張したが、判決では、両親は患者本人ではなく代諾者に過ぎないことなどから、自己決定権の侵害を認めなかった。加えて、医師の治療方針が当時の臨床上の知見に照らして適当であったこと等をふまえ、医師が説得の範囲を超えて、別の治療法を強要したとまでは言えないとして、請求を棄却した。

まとめ

　本章では、インフォームド・コンセントについて法的観点から説明しました。原則として、インフォームド・コンセントは医師に対して課せられる義務です。なぜなら、インフォームド・コンセントは、患者の自己決定権を尊重するために重要で不可欠な原則であるからです。これを尊重するためには、患者の状況に配慮しながら、患者に対して病状、治療の目的・内容・リスク、代替治療の有無などについて説明を尽くし、意思決定をサポートする必要があります。説明をする際には、どの程度まで伝えるのか、また、どのように伝えるのかという「伝え方」にも配慮が必要であることに注意しましょう。さらに、患者が未成年者である場合には、本人に同意能力があるかどうかを慎重に見極めたうえで、同意能力がないと判断された場合には親権者などに代諾を求めることになります。ただし、代諾が認められるのは、患者の最善の利益にかなう範囲に限られます。これらの点を踏まえ、患者の意思決定をどのように支援するべきか考えることが重要です。

謝辞

　本章は、2016 年と 2017 年に京都大学で行われた「臨床倫理学入門コース」において服部高宏教授（京都大学大学院法学研究科）が講義した内容を踏まえて、筆者ら（荻野・児玉）が執筆したものです。執筆を許可してくださった服部先生には深く感謝の意を表します。また、ご多忙の中、原稿を読んでご助言くださった田中美穂氏、小川大成氏、相田泰輔氏にも記して感謝します。

参考文献

1）樋口範雄 (監訳).世界医師会 WMA 医の倫理マニュアル 原著第 3 版 . 日本医事新報社 , 2016. p. 37.
2）手嶋 豊 . 医事法入門 第 5 版 . 有斐閣 , 2018. p. 256.

鶴田：病名告知が争点になった裁判を見てみると、患者さんやご家族は、情報を提供してもらえなかったことの問題もさることながら、病状や治療の説明をしてもらえない、人として対応してもらっていない、という不信感を持っていて、もっときちんと面倒をみてほしいという根本的なところを求めているように感じます。

馬場：それは大きいように思いますね。日本でも、インフォームド・コンセントが必要と認識されるようになったわけですが、法令の中にはどのように示されているのでしょうか。

亀井：医療法の第 1 条の 4 第 2 項では医師などの「医療の担い手は、医療を提供するに当たり、適切な説明を行い、医療を受ける者の理解を得るよう努めなければならない」とされていますが、「説明して理解を得る」で終わっていて、「同意をもらう」ところまでが規定されていません。

馬場：あれれ、そうなんですね。

鶴田：インフォームド・コンセントは、患者の自己決定権に基づくものです。本来なら患者の権利基本法などで明文化しておくべきですが、日本にはこれがありません。エホバの

証人輸血拒否事件でも、患者の自己決定権が認められているのですけれどね。

馬場：臨床試験を実施する際のルール、例えば、臨床試験の実施の基準（GCP）や臨床研究法などでは、インフォームド・コンセントの取得が義務づけられていますよね。

鶴田：研究対象者を保護する要件として当然ではありますが、医療においてもインフォームド・コンセントを患者の権利基本法の中に位置づけておくことが重要だと思います。患者の権利基本法の案はいくつか提案されていますが……。

牛山：患者の権利が明文化されていないということは、患者の権利を認めたくない人がいるということなんでしょうか。

亀井：それは、私のほうがどなたかにお聞きしたいですね。基本的人権は憲法で保障されていますが、人権を擁護するということの本当の意味、一人一人を人格を持った人間として大事にするということが、日本では社会全体でよく理解されていないのかもしれませんね。

（佐藤恵子）

5 意思決定支援と看護師の役割

竹之内沙弥香

学習の目標

- 意思決定支援の概念を理解する
- 意思決定のプロセスを理解する
- 意思決定における支援策とそのときの看護師の役割を理解する

馬場：患者さんには、ご自身で治療を決めていただきますが、一昔前の治療法があまりなかった時代に比べて、今は選択肢がたくさんあるので、どの治療を選べばよいか判断が難しいですよね。例えば狭心症の治療法にも、薬物療法、心臓カテーテル治療、冠動脈バイパス治療とあって、同じような症状の患者でも、営業職で外回りをしている人の場合と、自宅でパソコンの前に座って仕事をしている人とで、選択肢が変わってくる可能性があります。

鶴田：一人一人の暮らしぶりや、「自分は何を大事にしたいか」といったところを聞かせてもらわないと、決められないということですね。でも、自分の人生のありようについて、

日頃から考えている人はほとんどいないでしょうから、じっくりお話しすることが大事ですね。

馬場：ですが、年配の方の中には、「先生にお任せします」という人もいて、困ることも多々あります。

牛山：そういうときに患者さんの価値観を聞き出してくれる看護師さんはいないのですか？

馬場：看護師さんに支援してもらえればありがたいのですが、外来診察の中では看護師さんも時間も足りなくて……という感じです。

（佐藤恵子）

はじめに

　医療や看護を取り巻く環境は、最新医療技術の発展とともに変化し続けています。さらに、1990年代後半以降のインターネット普及により、市民が医療に関する情報を比較的容易に入手できるようになってきました。同時に、人々の権利意識も高まり、標準治療とはかけ離れていてエビデンスが十分ではない、非現実的な医療の選択肢を強く望む患者や家族との治療方針の話し合いに、医療者が悩むことも少なくありません。重い病を持つ患者やその家族は、どのような情報源を信頼すべきかについての知識もあやふやなまま、藁をもすがる思いで、インターネットで得た情報に望みを託し、医療者に相談を持ちかけることもあります。医療者は、患者のその気持ちを理解しながらも、安全性や効果が十分に検証されていない療法を提供することの是非にジレンマを経験します。

　このように現代医療の複雑な状況下で、医療専門職が患者の思いをつなぐ意思決定支援の方法を学び、実践できるようになることは大変重要です。

　そこで、本章では、臨床で働く医療者が押さえておきたい、意思決定支援にまつわる基本的事項と、看護師による意思決定支援のプロセスについて説明します。

1 医療の進歩と時代に伴う意思決定の目的の変化

　インフォームド・コンセントの概念が日本に導入された当初は、医療者によるパターナリズム[注①]を避け、患者の自律を尊重するために、医療者は情報を開示し、患者は与えられた提案に主体的に同意をすることが、意思決定の中心と捉えられてきました（→第4章および第6章）。しかし、医療技術の進歩と時代の変化を背景に、様々な治療法や症状緩和の技術が適用できるようになり、病気は苦闘するものではなく、自分のライフスタイルと折り合いをつけながら共に生きるものに変わりつつあるのです。そのため、かつては病気の治療法を単に選択して、延命や治癒を目指すことの多かった意思決定から、現代では延命や治癒は前提に、病（やまい）と共に自分らしく生活できるように、患者のQOL（quality of life）を高める、患者にとって最善の方針決定のための意思決定へと目的が変わりつつあります。

　患者がどのような治療を選択するかは、その患者の医療やケアの質はもちろんのこと、患者のQOLを左右し、患者の家族にも影響を及ぼすため、医療者による適切な意思決定支援で患者の価値観に沿った選択を支援することが大変重要です。患者が療養する病院、自宅、介護施設など、医療やケアが提供される様々な場において、患者の力と地域の力を最大限に活かして、より良いQOLを保ち、安心して満足のいく生を送るための意思決定支援が要となります。その中でも特に看護師は、それぞれの療養の場と支援者に、患者の思いをつなぐという重要な役割を担っています（図1）。

注⑤　医療におけるパターナリズムとは、医療者が専門家としての見解に基づいて、患者の意向にかかわらず、患者の利益や幸福のために最善と思われる医療行為・ケアを行うことです。これは、患者の自律の尊重という観点からは避けるべきことであり、患者への医療やケアにおいてパターナリズムを容認する場合は、慎重な検討を要します。

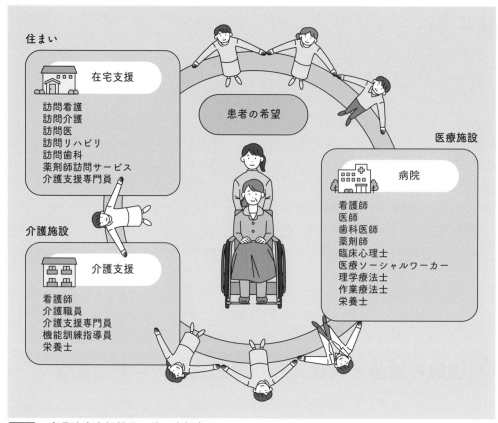

図1 意思決定支援提供の場と支援者

住まい
在宅支援
訪問看護
訪問介護
訪問医
訪問リハビリ
訪問歯科
薬剤師訪問サービス
介護支援専門員

患者の希望

医療施設
病院
看護師
医師
歯科医師
薬剤師
臨床心理士
医療ソーシャルワーカー
理学療法士
作業療法士
栄養士

介護施設
介護支援
看護師
介護職員
介護支援専門員
機能訓練指導員
栄養士

2 意思決定支援にまつわる基本的事項

医療現場ではよく耳にする「**意思決定支援**」という言葉ですが、意思決定支援とは具体的には何を指すのでしょうか。インフォームド・コンセントの話し合いの過程で、患者の意思決定を支援することもその意味に含まれますが、インフォームド・コンセントについては次章で詳しく説明します。

意思決定支援の対象者は、患者、利用者、クライアントなど様々想定されますが、ここでは、対象者を「患者」とし、あらゆる医療に携わる医療専門職を、支援を提供する「医療者」と呼ぶこととします。

まず、意思決定支援という言葉の意味を考えてみましょう。

「**意思**」は、目に見えず、そのときの状況に応じてうつろう、形の定まらないものです。人が欲求を満たすためや目標達成のために、意図的に何かを考えたり思考したりするという意味があります。患者に複数の選択肢として提案される医療の方針のうち、患者にとっての最善を目指してどれか1つに絞る、「決定」に至る検討を医療者が支援することが、「意思決定支援」です。

では、意思決定支援は、医療者が患者に具体的にはどのような支援をすることでしょうか。下記から適切なものを選んでください。

- 患者が自分の受ける医療やケアについて意思決定したいか、確認すること
- 患者が決断を下すために必要な情報を提供すること
- 患者に提案された選択肢から良さそうなものを選ぶ手伝いをすること
- 患者と医療チーム、家族が話し合う機会をセッティングして調整すること
- 患者の心配事について、相談にのること

実は、上の5つは、すべて意思決定支援の中に含まれる医療者の関わりです。

患者の意思決定支援とは、**患者が最善の方針について自律する（自分で決める）ことができるように、医療者が相談を繰り返しながらそばで力になること**なのです。こう言うと、「自分で決めたくない患者だっているし、家族に決断を委ねる患者や、病状説明や悪い知らせを受けることを拒む患者もあるのに、それでも患者は自分で決めなきゃいけないのかな……？」と疑問が浮かぶかもしれません。

その答えは、YESです。なぜなら、上記の「自律」は、生命倫理の四原則の中で、自律尊重の原則として説明されるように、患者の自由意思を尊重することを表し、すべての患者に保障されるべき権利だからです（→p.22〜23、第3章）。ただし、「自律」には、患者の代わりに医療やケアに関して意思決定する、代理意思決定者などの代理人を、患者が指名し、その代理人が患者に代わって意思決定することを委譲するという意思表明も含まれます。また、病状に関する悪い知らせなどの医療に関する情報について「知らない権利」を患者が自分で主張することも含まれています。このように、患者が医療者や家族に判断を委ねるなどして医療に関する情報を受けない、または自分で決めないことを決定することも含めて、医療者は意思決定支援をするのです。認知機能の低下などにより、患者の意向がわからない場合の考え方については、後述することとします。

3 意思決定と日本の文化

なお、欧米諸国では、「自己決定権」として、他者の制約を受けずに自分のことを自分で決めることは、医療に限らず当たり前のこととして認められていると考えられます。しかし、日本人が意思決定をする過程では、自分の意見をはっきり言うことよりも、他人（特に家族）のことを思いやり、人に迷惑をかけないよう、調和を大切にするような日本の文化的背景が影響する可能性があることを認識しておくことが大切です。医療者が意思決定を支援する際は、患者が意向を表明するまでに、家族や関係者に相談しながら、自分に合った選択ができるように、度重なる話し合いが行われることを見守ります。このように、我々医療者には、個々の患者の文化的背景に配慮をしながらも、患者が自分にとって最善と思える医療を選択する意思決定を支援する姿勢が求められます。

4 意思決定支援が求められるとき

　では、意思決定支援が必要とされるのはいつ、どのようなときでしょうか。

　患者がある疾患の診断を受けて、自分の受ける医療やケアについて自己決定した内容が、現実的かつ家族などの関係者の合意に基づくものであることが確認できれば、そこで医療者による意思決定支援は終了したといえるでしょうか？

　そうではありません。患者の病状だけでなく、患者の思いは状況とともに変わります。医療者による意思決定支援は、患者の病状や置かれた状況の変化に応じて、継続的に行われる必要があるのです。病状が進行して、新たな症状やつらさが現れたとき、新たな治療法について検討するとき、療養の場が変わるときなど、それぞれの場面で、医療者による適切な意思決定支援が求められます。医療者には、患者がどのような困難な状況にあっても、自分にとって最善と思えるような選択肢について、悩み迷いながらも周囲の援助や話し合いを経ながら検討し、決断するというプロセスを支え続ける覚悟がいるのです。

ⓐ人生の最終段階における医療・ケアの決定プロセスに関するガイドライン

　厚生労働省は、人生の最終段階を迎えた本人・家族らと医師をはじめとする医療・介護従事者が、最善の医療・ケアを作り上げるプロセスを示すために、2007 年に「終末期医療の決定プロセスに関するガイドライン」を策定しました。その後、高齢多死社会の進行に伴う在宅や施設における療養や看取りの需要の増大を背景に、2018 年に、「人生の最終段階における医療・ケアの決定プロセスに関するガイドライン」へ名称を変更とするとともに、内容も改訂されました[1]。この改訂において、アドバンス・ケア・プランニング（ACP）の概念が盛り込まれたことは特筆すべき事項です（→第 8 章）。また、厚生労働省が推進している地域包括ケアシステムの構築に際して、在宅医療・介護従事者を含む、すべての医療従事者が本ガイドラインを活用すべきであることが強調されています。

　本ガイドラインにおける意思決定支援や方針決定の流れは、図2 [2] に示されている通りですが、本ガイドラインでは、適切な情報提供と本人の意思決定を基本として、看護師を含むチーム全体で、患者にとっての最善の方針を決定するプロセスを繰り返すことの重要性が、手順を追って説明されています。さらに、本ガイドラインは、患者本人の意思が確認できない場合の、決定プロセスをも含んでいますが、自らが望む人生の最終段階における医療・ケアについて、前もって考え、対話する取り組みを推進するよう国に要望しているものです。

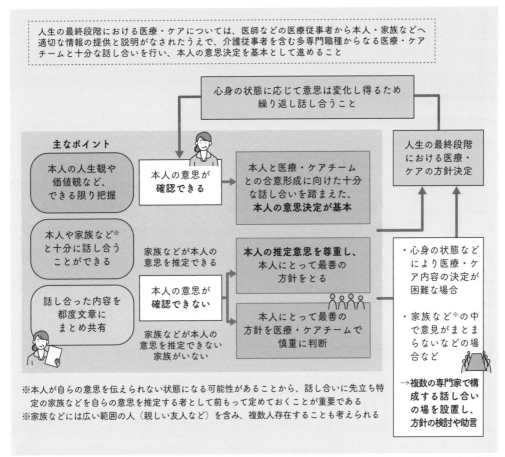

人生の最終段階における医療・ケアについては、医師などの医療従事者から本人・家族などへ適切な情報の提供と説明がなされたうえで、介護従事者を含む多専門職種からなる医療・ケアチームと十分な話し合いを行い、本人の意思決定を基本として進めること

心身の状態に応じて意思は変化し得るため繰り返し話し合うこと

主なポイント

本人の人生観や価値観など、できる限り把握

本人や家族など※と十分に話し合うことができる

話し合った内容を都度文章にまとめ共有

本人の意思が確認できる

本人と医療・ケアチームとの合意形成に向けた十分な話し合いを踏まえた、**本人の意思決定が基本**

家族などが本人の意思を推定できる

本人の意思が確認できない

本人の推定意思を尊重し、本人にとって最善の方針をとる

家族などが本人の意思を推定できない家族がいない

本人にとって最善の方針を医療・ケアチームで慎重に判断

人生の最終段階における医療・ケアの方針決定

・心身の状態などにより医療・ケア内容の決定が困難な場合

・家族など※の中で意見がまとまらないなどの場合など

→複数の専門家で構成する話し合いの場を設置し、方針の検討や助言

※本人が自らの意思を伝えられない状態になる可能性があることから、話し合いに先立ち特定の家族などを自らの意思を推定する者として前もって定めておくことが重要である
※家族などには広い範囲の人（親しい友人など）を含み、複数人存在することも考えられる

図2 人生の最終段階における医療・ケアの決定プロセスに関するガイドラインにおける意思決定支援や方針決定の流れ

（平成30年度厚生労働省委託事業. 人生の最終段階における医療体制整備事業. 人生の最終段階における医療・ケアの決定プロセスに関するガイドラインイメージ図. 2018. http://endoflife2018.umin.jp/document.html を参考に作成）

5 代理意思決定

ここまでで説明したように、医療者による患者の意思決定支援とは、最期のその瞬間まで患者の尊厳が保たれるように患者を支援するプロセスを含む、総体的で継続的な支援です。

しかし時には、患者の意思決定を支援しようにも、病状の進行や疾患の性質によって、患者の意思決定能力が損なわれて、患者の意向が確認できないことがあります。意思決定能力が損なわれていると判断された場合、患者の最善の利益について考えることができる、家族や医療者を含めた他者が代わりに意思決定を行う必要があります。これを、**代理意思決定**といいます（→p.29、第3章参照）。

患者の意思を推定する者として、前もって特定の家族などを定める場合、可能な限り、患者本人が意思決定能力を保っている間に、意思決定支援のプロセスの一環として、患者自らに代理意思決定をしてもらいたい人を指定してもらうことが望ましいです。患者の価値観を

一番よく理解する人に、患者自らによって代理意思決定を依頼してもらい、あらかじめ了承を得ておきます。そして、代理意思決定者は、臨床現場でキーパーソンと認識されている家族などと違う場合もありますので、区別して診療録に記録するように留意しましょう。

意思決定能力を失った患者が受ける医療やケアに関する代理意思決定がなされる際は、患者から事前に聞いていた思いや希望、患者をよく知る者が患者の価値観に沿った最善策であると考える選択肢について、医師をはじめとする医療専門職とともに十分に検討を重ねたうえで方向性が決定されることが大切です。

また、代理意思決定の内容によっては、治療の差し控えのように、余命や患者の最期の日々の過ごし方に大きく影響を及ぼすものが含まれます。このため、代理意思決定を支援する際は、いつも議論の中心が「患者にとっての最善」となるように話し合いの方向性を見守ります。さらに、決断までには可能な限り時間の余裕を与え、代理意思決定者の重責を少しでも軽減できるような配慮も求められます。この間、患者ご本人へは、患者の尊厳を守る質の高い緩和ケアを提供し、その人らしい最期の日々を支援することによって、代理意思決定者のつらさを和らげることも重要です。

6 意思決定支援のプロセスと看護師の役割

医療者に求められる、意思決定支援の5つのプロセスに焦点を当て、そのプロセスにおける看護師の役割を考えてみましょう。

ビーチャム（Tom Beauchamp）らの著書[3] によると、患者にとって最善である意思決定に至るには、**患者の意思決定能力、自発性、医療者による情報開示**の3つの要素が揃っていることが必要であると述べられています。それらを詳細に書き示すと、 図3 に示すようなプロセスを経て意思決定がなされ、その表明に至ることが望まれます。ここからは、患者の意思決定支援の質を高めるための、5つのプロセスにおける支援のポイントを説明します。

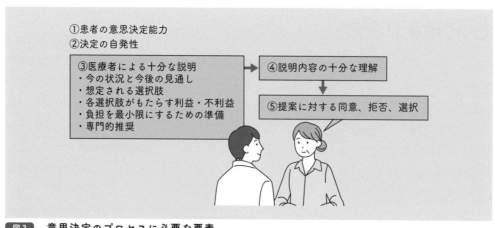

①患者の意思決定能力
②決定の自発性

③医療者による十分な説明
・今の状況と今後の見通し
・想定される選択肢
・各選択肢がもたらす利益・不利益
・負担を最小限にするための準備
・専門的推奨

④説明内容の十分な理解

⑤提案に対する同意、拒否、選択

図3　意思決定のプロセスに必要な要素

ⓐ 患者の意思決定能力のアセスメント

　患者の意思決定能力（判断能力）を評価するための方法には様々なものがありますが、例えば治療に同意する能力を測定するための MacArthur Competence Assessment Tool for Treatment（MacCAT−T）という手法[4]では、次の4つの要素に分けて意思決定能力を評価します（図4）。

　患者が医療に関する情報や状況を「**理解**」し、それらの情報を自分自身が考えるべき事項として把握することを通して「**認識**」したうえで、選択肢を比較検討しながら、自分の価値観に照らし合わせて選択する「**論理的思考**」を経て、選択した内容や考えを医療者や家族に「**表明**」する力があるかを評価します。

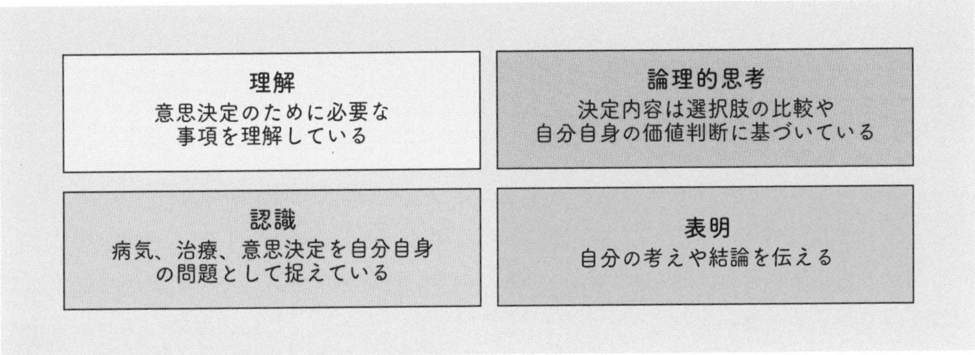

理解 意思決定のために必要な 事項を理解している	論理的思考 決定内容は選択肢の比較や 自分自身の価値判断に基づいている
認識 病気、治療、意思決定を自分自身 の問題として捉えている	表明 自分の考えや結論を伝える

図4　意思決定能力を構成する4つの要素

ⓑ 決定の自発性の担保

　意思決定能力を有することが明らかとなれば、意思決定が自発的になされる環境が整っているかを確認します。意思決定の際は、患者の**自由意思**に基づいて、患者は誰からも強制されることなく、自発的に決断できる状況が望ましいとされています。

　自由な意思決定などあり得ないと感じるならば、改めて「**自由**」という言葉に着目してみましょう。ここでの自由は、個人の好き勝手という意味合いではなく、ほかの強制や支配などを受けずに自らの真意に従っている状態を指しています。和を尊び、家族や周りの人との関係性を重要視する日本の文化背景を踏まえると、誰からの影響も受けずに個人の決定がなされることのほうが少ないといえます。

　例えば、家族が求めていなくとも、患者自らが「家族の負担になることは望まないので、もうこれ以上の（積極的な）治療は望まない」と、余命を延長する治療を拒否する場合があります。この場合、家族の負担にならず自然に任せて最期を迎えたいという、患者個人の価値観に基づいた自由意思です。一方で「私はもう十分治療に耐えてきたし、また同じようなつらい目に遭うのはもういやだけれど、長男が頑張れと言うので」と、期待する効果が得られない可能性の高い治療を患者が仕方なく選ぶといった状況では、家族の強い要望に基づく、自発性の歪められた意思決定といえるでしょう。

個別の状況に応じ、患者自らが納得して、自分の価値観に基づく意思を表現し、決定に至ることができれば、それを自発的な決定と考えます。

ⓒ 医療者による情報開示と十分な説明

以下の①〜⑥について、説明を受ける患者にとって、適切な内容と適切な量の情報が提供されることを支援します。

①診断に基づいた病名と現在の病状ならびに予後
②治療に必要な検査および処置の目的と内容
③選択肢とそれぞれに想定される利益とリスク・負担
④治療を行わないことを含めた各選択肢の予後への影響と生命の危険性
⑤想定されるリスク・負担を最小限にするために、医療者が準備していること
⑥専門家としての推奨

現状と推定される予後に関する説明、今後必要となる医療やケアの選択肢について、説明を希望する患者や家族に対して情報が提供される際は、事前の準備として、適切な場所、時間、意思決定に関わる家族あるいは、家族以外の重要他者を含むメンバーの参加を促すなどの環境面を整える必要があります。特に、看護師はこの事前の調整に積極的に関わる姿勢が求められます。

病状の説明では、今後受けることが可能な医療やケア、療養の場などに関する選択肢について、多くの場合医師から説明が行われます。患者や家族は過剰なショックを受けていないか、個々の選択肢が患者に及ぼす可能性のあるメリットやデメリットについて、患者や家族がイメージできるように伝えられているか、看護師は説明が行われている場に同席し、観察して患者や家族の反応を記録に残すことも重要です。時には患者の代弁者となり、患者が懸念する事項について補足説明を求める配慮をします。

ⓓ 患者の理解および認識の確認

説明を受けたあと、患者によっては、与えられた情報を咀嚼して整理し、何を決める必要があるのか、それはなぜなのかを理解するのに支援を要することもあります。また、患者が自分の問題と捉えて考える中で、苦痛を感じることや、新たな疑問が生じること、何らかの事情により考えられなくなることなどもあるでしょう。個々の患者や家族が与えられた情報にどのように反応し、どこまで理解が進んでいるか、丁寧にフォローアップして、医療チーム内で共有し、さらなる話し合いの場を調整するアプローチが求められます。

看護師はこの段階において、 図5 に示されるように、傾聴のスキルを活かした関わりを通して、患者の価値観や目標をもとに表現される思いを傾聴します。患者はどのようなことを気がかりと感じているか、何を大切にしているのか、どうありたいと願っているのか、誰の

どのような手助けを望んでいるのかなど、患者の思いを傾聴します。「傾聴」とは、耳、目、心をすべて傾けて聞くということです。このとき、看護師は自分の価値観をいったん脇に置いて、患者の話や気持ちをありのままに受容するという誠実な態度で、患者にあたたかい視線を向け関心を持って話を聞くことで、相手を尊重しようとする姿勢が伝わります。そのことによって、患者は自分の話を「聞いてもらえる」、「わかろうとしてくれている」と感じて、思いを表出してみようと思えるようになるのです。そして、患者が現状や今後の見通しについて、自分のペースで整理し、自分で自分にとって最善と思える答えを見つけ出す大きな手助けとなるでしょう。

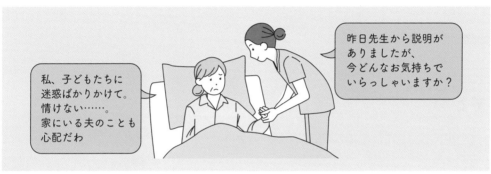

図5 患者の思いを傾聴する

ⓔ 患者による選択や、同意内容の表明

　最後のプロセスでは、患者を主体として、最善と思えるような選択肢について、患者と家族の思いを確認しながら検討し選択を支援します。前の患者の理解および認識の確認において傾聴したことによって明らかになった患者の意向について、それらを最も尊重できる選択肢について考えます。選択肢の中で、患者の QOL を最大限に保つためには、どの選択肢が患者にとって最善か、患者、家族、医療チームで丁寧に話し合います。その際、**図6** に示した天秤をイメージし、その選択肢を選ぶとしたら、患者にはどのようなメリットとデメリットが想定されるか想像し、専門的知識を踏まえて患者の個別の状況に応じて、推奨を行うことも意思決定支援に含まれます。患者の価値観を秤の中央に据えて、少しでも患者にとってのメリットが大きい選択肢を見出す作業を、対話のプロセスを通じて検討されることが大切です。

　患者を一番よく知っているのは、患者自身です。他者からの支援をもとに、患者が自らの信念を頼りに、自分にとって何が最善の選択肢であるかを明確にしていく手助けが意思決定支援です。疾病の進行は、自分の力ではコントロールできないことが多いですが、今後の治療や過ごし方については、自分で決めることができます。看護師の傾聴や最善策の検討を通した医療者による支援を手がかりとして、患者は自分の中にある自律する力に気づき、それが希望を見つける力につながるのです。

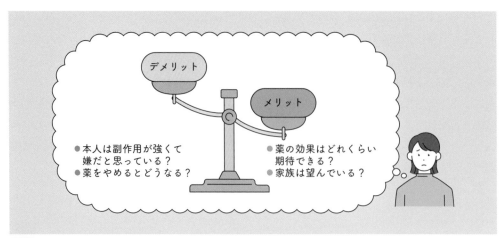

図6　最善の選択肢の検討

まとめ

　この章で身につけた意思決定支援の方策に基づいて、読者の皆さんが今後より一層積極的に意思決定支援に参画し、意思決定のプロセスに必要な要素（**図3**）が整うように患者さんに寄り添い導いてくださることを期待します。特に看護師は、日常業務における患者やその家族との関わりを通して患者の思いや価値観を窺い知るチャンスが多いので、患者の身近な存在として日々のケアを提供し、その療養生活を支える者として、患者の生命を守りつつも、患者自らの力を最大限活かしながら、満足して最後まで自分らしく生きられるように、意思決定支援をしていきましょう。

参考文献

1）　人生の最終段階における医療の普及・啓発のあり方に関する検討会 . 人生の最終段階における医療・ケアの決定プロセスに関するガイドライン 解説編 . 厚生労働省 , 編 . 2018.
2）　平成 30 年度厚生労働省委託事業 . 人生の最終段階における医療体制整備事業 . 人生の最終段階における医療・ケアの決定プロセスに関するガイドラインイメージ図 . 2018.
http://endoflife2018.umin.jp/document.html （最終アクセス日：2019 年 3 月 12 日）.
3）　Beauchamp TL, et al. Principles of biomedical ethics. 6th ed. New York: Oxford University Press, 2009. pp. 120-122.
4）　トマス・グリッソ , 他 . 治療に同意する能力を測定する . 医療・看護・介護・福祉のためのガイドライン . 日本評論社 , 2000.

牛山：看護師は、患者さんのそばにいるので、本当の気持ちや価値観を把握することができる立場にいます。もちろん、患者さんと良い関係でなくてはだめですが……。がん患者を看ている同僚からは、抗がん剤治療をしている患者さんが「もう強い治療はやめたいのだけど、医師には言いにくい」とか「治療を中止したら、この病院で診てもらえなくなるので続けている」という人は結構多いと聞いています。

鶴田：もし看護師がそのような声を聞いたら、患者さんの考えをよく聞かせてもらって、医師と相談できるように算段するとか、何か手助けが必要ですね。

牛山：ところが、それは、医師の決めた方針に異議を唱えるという形になりますね。看護師が、波風を立てたくないと思えば、黙って見過ごすことになりそうです。まさに臨床倫理の課題で、看護師の役割だと思います。

鶴田：患者さんの意思決定を支援する人は、まず自己決定権やインフォームド・コンセントの重要性を理解していることが必要で、現場で問題が生じていることに気づく力、そして、患者さんと対話するスキルや、医療者と話し合うスキルも持っていないといけないということですね。

馬場：特に、重篤な合併症が予想される治療や、生き死にに直結するような決定をする場面では、看護師など患者さんの思いをくみ取れる医療者に同席してもらって、患者さんの意思決定を支援してほしいです。医師は、私もですが、少しでも利益がありそうな治療があるのなら、やったほうがよいと考える人が多いですから。

（佐藤恵子）

6 インフォームド・コンセントの実践

―患者の自己決定を促すために何をどう話したらよいか

佐藤恵子、鈴木美香

学習の目標

● インフォームド・コンセントの概念を理解する

● 実際のインフォームド・コンセントのプロセスにおける課題を理解する

● 患者の説明時に使用する説明文書の書き方のポイントを理解する

鶴田：インフォームド・コンセントについて、医学部などでは、どのように教育されているのでしょうか。

馬場：医師には説明義務があるので、患者さんによく説明して理解してもらったうえで同意をもらうことくらいですね。実際に患者さんに何をどう話すかなどは、研修時に先輩のやり方を見よう見まねで学ぶくらいでしょうか。

亀井：日本でインフォームド・コンセントの重要性が言われ始めたのが1990年代で、臨床研究の文脈で法的に位置づけられたのが1997年の臨床試験の実施の基準（GCP）です。

馬場：臨床試験を実施するには、インフォームド・コンセントが必要なので導入した、という感じなんですね。

亀井：ええ。でも、医療の文脈では医療法などである程度規定はされていますが、臨床研究に比べると不十分です。

鶴田：インフォームド・コンセントの概念の理解や現場でのやり方にはまだ問題があると思っています。倫理コンサルを受ける事例の中には、インフォームド・コンセントに関わるものはたくさんありますが、例えば医療者は説明しているけれど患者さんが全く理解できていない、医師が患者さんに決定を丸投げして困ったなど、概念の基本的な部分が医療者に理解されていないなと感じます。

牛山：私もきちんとした教育を受けたことはありませんが、インフォームド・コンセントの概念やお話の仕方は、医療者が身につけていないといけないと痛感しています。

（佐藤恵子）

はじめに

　患者が治療を受けたり臨床試験に参加したりする際は、内容をよく理解したうえで、納得して、受けるかどうかを決めてもらわなくてはなりません。とはいえ、患者は医療の専門家ではないので、治療をどうするかを決めるには、医療者の手助けが必須です。医療者は患者が判断するのに必要な情報をわかるように説明し、患者の価値観を聞かせてもらい、最も良いと思われるものを提案し、そして、患者とよく話し合って決定する、という協働の作業が必要になります[1,2]。これがインフォームド・コンセントです。

　インフォームド・コンセントの在りようを考えるには、具体例があったほうがわかりやすいですので、胸腹部大動脈置換術の事例を取り上げることにします。

　この手術は、患者の大動脈（心臓から全身に血液を送る太い血管）が拡張していることがわかった場合に、これを人工血管に取り替えるというものです。動脈瘤が破裂すれば死に直結するので、これを防ぐことが目的ですが、患者には症状がないことが多く、また、手術自体が大がかりでリスクが高いため、いかに説明して患者に納得してもらうかが問題になります。

　登場人物は、手術を受けた亜紀子さんと、妹の沙雪さん、心臓血管外科の主治医の柏木医師、研修医の篠田医師です。倫理コンサルタントの鶴田さんと、亀井さんが事例について語り合う対話の形式で説明します。

　また、リスクの大きな治療を説明する際は、説明文書を用いたほうがよいので、本章の後半では、文書の書き方のポイントを示します。

1　事例：腹部大動脈瘤が見つかり、人工血管置換術を受けた亜紀子さんの物語

登場人物紹介

亜紀子　人工呼吸器などで生命維持をしている患者（72歳）
沙雪　亜紀子の妹
柏木　亜紀子の主治医
篠田　研修医

亜紀子さんの物語

　「生命維持治療を中止するか続けるか決めてくださいって、どういうことですか」と、沙雪は思わず柏木医師に聞き返した。

　「お姉さんの亜紀子さんはですね、脳のほとんどが障害されていて、人工呼吸器などで生命を維持している状況です。しかし、この状態から回復する見込みがありませんので、このまま治療を続けるかどうかを決めていただきたいという……」

　柏木は、沙雪の刺すような視線を感じながら、最後の言葉を飲み込んだ。研修医の

篠田に助け船を出してもらおうと横を見るが、篠田はうなだれるばかりである。

「呼吸器を止めたら、姉は死ぬことになるんですよね。そもそも、私はこの状況自体を、理解も納得もしていません。意味がわかりません。姉は、動脈瘤が破裂するのは怖いからといって、手術を受けたんですよ。胸のレントゲンか何かを撮ったときに、動脈瘤が偶然見つかって、この病院に紹介されて……。それまで、高血圧とかはありましたけど、何の症状もなくて、ぴんぴんしていました。70歳まで働いていたから、これからは旅行とか能のサークルとか、好きなことをしたいから手術を受けるんだって言っていました。それが、まさか、こんなことになるなんて……」。沙雪は目に涙をためて、柏木を睨みつける。

「大動脈を置換する手術はうまくいったんです。しかし、術後に思わぬ出血がありまして、再手術をしたのですが、脳に血液が行っていない時間が30分くらいありまして……。できる限りの手を尽くしたのですが、かなわなくて、申し訳ございません」

柏木が頭を下げるのを見て、篠田も頭を下げる。

「手術はうまくいったんですね。でも、出血でこうなっている、ということは、何かミスがあったということですよね」

「ミス……というよりもですね、出血は手術の合併症で、起こり得ることではあるんです。手術の前の日に、詳しくご説明したと思いますが……」

「ええ、1時間近く、お話を伺ったのは覚えています。心臓の動きを止めたりするので大がかりな手術であるとか、大きな合併症もいろいろあるとか、紙に書きながら説明してくださいましたね。でも姉はあの後、血管を取り替えるだけで、こんなに大変な手術だと思っていなかったと言っていました。入院する前は、台所の古くなった水道管を取り替えるようなものよ、みたいな感じで言っていましたから」

「外来診察の限られた時間の中で詳しいお話をするのは難しいので、入院してからと思いまして……」と柏木は、額の汗をぬぐいながら、答える。

「私はあのとき、姉の動脈瘤が6センチくらいで、そのような人たちが破裂する割合は10人に1人か2人くらいだと聞いて、今は何も症状がなくて元気だし、わざわざ大変な手術はしなくてもいいんじゃないかと言ったんです。そしたら姉は、だって入院しちゃったし、明日手術なんだから受けるわ、と言って……」。沙雪は、今頃そんなこと言わないでよ、と姉が少し悲しそうな表情を浮かべたのを思い出しながら続けた。

「こういう大事なことは、もっと前に説明してもらって、本当に本人が手術を受けたいのかどうかを相談して決める必要があるんじゃないですか」

柏木は沙雪の剣幕にたじたじしながら、「ええ、まあ、理想的にはそうですね」と消え入りそうな声で答える。

「姉は、この事態は予想もしていなかったと思いますが、こういうことになる可能性があることを了解して手術を受けたのでしたら、私も仕方がないと思います。だけど、姉は〝手術しなければ破裂すると言われて、じゃあやります〟くらいの理解でした。今、姉に聞いても答えは返ってきませんが、きっと、納得していない、悔しい、

と言うと思いますよ」

「悔しいのは、私だってそうです。亜紀子さんには元気で退院してもらうはずでした。それに、合併症の説明だってきちんとしたつもりですし、亜紀子さんが、手術を受けますと仰ったのは確かです」。柏木は、思わず反論する。

しかし、沙雪の耳には入らなかったようで、たたみかけるように言った。「手術なんか受けなければ、姉は、今頃元気にしていたんですよね」

柏木は心の中で、そうです、その通りです、だけど、どうすりゃいいんだ、一体……とつぶやきながら唇を噛んだ。

ⓐ 亜紀子さんの事例での問題点

🔵鶴田：まず、亜紀子さんの事例での問題点を考えましょう。亜紀子さんの経過と病状をまとめると、以下のようになります。

> 亜紀子さんは72歳で、独り暮らしをしています。風邪をひいて咳が続いたため、近くの病院を受診しました。レントゲン検査を受けた際に、胸部から腹部にかけての大動脈が、通常は2〜3センチくらいのものが6センチに肥大していることを指摘されて柏木医師の病院に紹介されました。そして、動脈瘤が破裂すれば死亡の可能性が高いと言われて、予防のために大動脈を取り替える手術（大動脈置換術と略）を受けました。手術はうまくいきましたが、合併症により脳が障害され、人工呼吸器や心肺補助装置など、生命を維持するための装置がつけられました。しかし、回復の見込みはなく、妹の沙雪さんに生命維持治療をどうするかが委ねられています。

🔵亀井：大動脈置換術は、血管を取り換えるために血液循環を止める必要がありますので、リスクの高い手術です。重篤な合併症が残ったり、死亡したりする可能性もあります[3]。

🔵鶴田：亜紀子さんは、特に症状もなく普通に生活していましたので、動脈瘤の破裂を予防するために手術を受けて、その合併症で死亡したのでは、割が合わないように思いました。家族も、沙雪さんのように理不尽さや怒りを感じる人が多いと思います。

🔵亀井：大きな問題は、亜紀子さんが納得して手術を受けたわけではなさそうで、その

ことをそばにいた沙雪さんも感じていたというところだと思います。仮に亜紀子さんがきちんと説明を受けて理解したうえで手術を受けていたのであれば、よくない結果であっても、諦めがついたのではないでしょうか。

🔵鶴田：納得することなく手術を受けて、死亡や重度の合併症が現実となった場合は、患者さんは無念でしょうし、医師も不幸です。この事例では、患者さんに何を説明するか、どのように伝えるか、同意を取得するためにはどのようなプロセスが必要か、どのようなタイミングで説明をするのが効果的か、といったところがポイントかと思います。

亀井：亜紀子さんの場合は説明文書も渡されていないようですが、大きな手術ですし、考えてもらわなくてはいけないことがたくさんありますから、手術の内容やリスクや利益を説明した文書はあったほうがいいですよね。説明文書があれば、前もって読んでもらったり、家族と検討したりすることもできたと思いますので、わかりやすい説明文書を準備してお渡しするということも大事かと思います[4]。

ⓑ 説明の際に、何を説明すればよいのか

鶴田：患者さんに提供する情報は、「患者さんが治療を受けるかどうかを決めるために必要なこと」です。私が亜紀子さんだったら、まずは、動脈瘤は破裂する可能性があるのか、破裂したらどうなるのか、大動脈置換術で完全に予防できるのか、手術を受けたらどのような生活ができるのか、手術の合併症にはどのようなものがあるのか、あたりは知りたいですね。

亀井：私は、手術が怖いので、手術以外の治療はないのか、手術しないときはどうなるのか、お金はどれくらいかかるのか、ということも聞いておきたいです。

鶴田：医療者が説明すべき情報はたくさんありますが、一番大事な部分は、治療の目的・内容、リスクと利益、コスト、その治療を受けない場合はどのような治療があるのか、というあたりですよね。「自分が、治療を受けたら／受けなかったら、どうなるか」という大事なところです。

亀井：「治療の全体像」を構成する要素ということですね。私は大きな手術は経験したことがないので、「その手術を受けたらどうなるのか」とか、「合併症が出たらどういう生活になるのか」などは、想像するのも難しいですが、このあたりがだいたい把握できれば、「自分に起こることはこんな感じかな」とイメージできるような気がします。

1）手術の目的とリスク・利益の比較

鶴田：大動脈置換術の場合は、目的は動脈瘤の破裂を予防することであり、手術が首尾よくいけば達成できますが、手術自体に大きなリスクがあって重篤な合併症が残る可能性も高いという特性があります。手術前は特に症状もなく、病状によっては手術を受けない選択も十分あり得るので、このあたりを患者さんがイメージできるように説明することが求められます。
亜紀子さんの場合は、動脈瘤が破裂しない限りは無症状であるが、いったん破裂すると大量に出血して命を失う可能性があること、予防するには手術で血管を置換する必要があること、瘤径が大きくなるほど血管が弱くなり、破裂の危険性は高くなるので、手術の適応は、瘤径に応じて決まること、あたりでしょうか。

亀井：データを示す必要がありますよね。ガイドラインの情報を引用すると、大動脈は普通は直径20〜30ミリくらいで、胸部大動脈では男性55ミリ以上、女性50ミリ以上で侵

襲的治療が必要とされていますね。そして解離や破裂する危険性は50〜60ミリ未満で13%、60ミリ以上で45%ですか……。これらのリスクをどうみるかは人によりますね。

鶴田：それから、手術を受けたときの問題として、手術が原因で死亡する割合とか、脳梗塞や出血、下肢の麻痺などの重篤な合併症の可能性もあることも説明しないといけないですね。

亀井：胸腹部の手術による死亡が9.6%ですか。だいたい10人のうち1人が亡くなるというのはかなり高い割合ですね。肺がんの手術では、数百人に1人くらいと聞きますので。そうなると手術の成績は、学会などで公表している一般的な情報も必要ですが、手術手技や術後管理の状況などは医療者の熟練度や病院の状況に依存するので、その病院での成績も知っておきたいです。

2) 手術の内容をどれくらい伝えるか

鶴田：治療の内容について、今回は手術ですが、具体的な手技はどの程度説明したらよいでしょうか。医療者の中には、どこをどう切ってつなげるか、といった専門的なことを、医学部生に講義をするように説明する人もいますが。

亀井：患者さんは、手術法の勉強をしたいわけではないので、手法の実際について詳しく伝える必要はないですね。医療者が専門家として最も適切と思う手法でやってくれたらよいので、概要を説明してもらうだけでいいと思います。

鶴田：となると、大動脈置換術の場合は、

左の腋の下から左腹部に向けて皮膚を切開して、左の肺をすぼませる、そして、大動脈が拡大している部分を人工血管で置き換える、というあたりでしょうか。

亀井：手術を受けることで合併症が出たり、患者さん自身が注意しなくてはならないことがある場合は、その部分の説明が必要ですね。例えば、心臓の動きを止めるので、肩代わりするために人工心肺装置を使うこと、脳を守るために体温を下げること、脊髄に血液を送る血管の場所を確かめて再建すること、あたりです。脊髄に血液が行かないと足の麻痺や腸管梗塞などが起こることもあるので、それらの説明も必要ですね。

3) 手術のリスクの説明

鶴田：手術の合併症や薬物の副作用について、何をどう説明するかを一言で表現すると、「何が○%とバラバラにではなく、リスクの大きなものについて、リスクの全体像がわかるように伝える」になります[5]。リスクを患者さんに説明する目的は大きく2つあって、1つは治療に伴うリスクを受け

入れるかどうかを判断してもらうためと、もう1つは、実際に合併症が起きたときに適切に対処してもらうためです。

亀井：何をもって「大きなリスクか」を判断したらよいでしょうか。

鶴田：一定の基準はありませんが、一般的にはリスクの大きさは「頻度×重篤度」で表されるので、具体的には、頻度が低くても重篤なもの（死亡や麻痺など）や、重篤ではないが多くの人が経験するもの（抗がん剤の脱毛など）がこれに相当します。ただし、合併症や副作用を羅列しただけで適切な説明がなければ、患者さんは理解できないうえに、すべて自分に起こるような気がして怖いだけです。なので、まずは治療のリスクの全体が、患者さんの身体や生活にどの程度の影響が及ぶものなのかを大まかに伝え、次にリスクの大きい合併症について、どのような症状がいつ出現するか、どのように対応するのか、回復するのか、などについてまとめて説明する必要があるでしょう。

亀井：そうしたら、まずは「大動脈置換術は大がかりな手術なので、死亡をはじめ、様々な合併症がある、合併症が出たときは適切に対処するが、後遺症が残ることもある」ということを説明して、その次に、具体的な合併症について説明する、というのがよいですね。リスクの大きいものは、具体的には何になるでしょうか。

鶴田：頻度は低くても死亡や機能低下につながるもの、ということですと、出血、脳梗塞、下肢の麻痺、呼吸障害、横隔神経障害、心筋梗塞・心不全、腸管の障害あたりですね。それぞれ「どのようなものか」という説明が必要なので、例えば脳梗塞については、血管の内壁にある物質が剥がれて脳の血管に詰まったり、低血圧で脳の血流が下がったときなどに起きることと、重篤な後遺症があること、具体的には意識が戻らないとか、身体が不自由になるようなことがあったり、命に関わることもある、といったことですね。それから、手術そのもの以外の合併症で、人工血管に感染があったときは再手術などが必要になるようですので、そのあたりも伝える必要がありそうです。

亀井：死亡する可能性もあるとか、かなり怖い内容ですので、患者さんの中には「聞きたくない」という人もいるかもしれないですね。説明する側の身としても、あまり言いたくない情報です。

鶴田：ですが、患者さん自身の身に起こることですし、重篤な合併症の可能性を理解していなくて、実際に起きたときは「聞いていなかった」となると、それが怒りを呼ぶことになりますので、リスクをきちんと理解してもらうことなしに手術することはやめたほうがよいと思います。

ⓒ どのように伝えるか

鶴田：説明すべき情報はたくさんありますが、中核をなすのは、前述したように、治療の目的・内容、リスクと利益、コスト、その治療を受けない場合の選択肢の部分で、「治療の全体像」を構成する要素です。とはいえ、これらの項目をバラバラに説明したのでは、つながりがわからず全体像が見えてきません。したがって、全体像がすっきり把握できるように伝える工夫、すなわち、治療のロジックを物語に仕立てて説明することが大事です[6]。

亀井：ロジックですか。亜紀子さんが手術を受ける際のロジックは、「何をどうする（大動脈を人工血管に取り換える）」、「それはなぜか（動脈瘤があり、破裂する可能性がある。予防するには手術が必要）」、具体的にどうする（血流を止めたり左肺をしぼませたりして、人工血管に取り換える手術をする）」、「やった結果どうなる（うまくいけば破裂の可能性はなくなる、しかし、手術には重篤な合併症があり、死亡の可能性もある）」というあたりですか。

鶴田：すっきりしていますね。だけどこれだけでは頭に入らないので、説明のときは、物語にしてほしいです（表1）。

亀井：そうしたら、「亜紀子さんの大動脈瘤は6センチくらいで、破裂する可能性は10人に1人か2人ほどです。破裂すると命に関わりますが、そのほかの8人くらいは、すぐには破裂しないということです。破裂を予防するには手術が必要で、拡張している血管を人工の血管に取り換えます。手術がうまくいけば破裂の危険性はなくなります。しかし、手術にはそれ自体にリスクがあり、手術を受けたことで死亡する人は10

人に1人くらいです。脳梗塞などの重篤な合併症がある場合もあります」なんて感じではどうでしょう？

鶴田：だいたいのイメージはつかめるような気がします。実際の説明の場面では、いろいろ枝葉の情報をつけて話が進むと思いますが、この部分を根幹として持っていると、よいということですね。

亀井：よく「素人の人に、わかりやすく説明する」というと、専門用語を避けたり、平易な言葉で置き換えたりすることと解釈されることが多いですよね。

鶴田：それは必要なことではありますよ。でも、聞き手が「わかった」と言うのは、話し手がイメージしている全体像が、聞き手の頭に浮かんだときなんだそうです[7]。

亀井：なるほど。だから治療の場合は、患者さんの頭に「治療を受けたらどうなるか、どのような生活ができるか」という全体像が浮かぶように説明することが大事ということですね。

表1　患者への説明はロジックがわかるように物語にして伝える

ロジックを立てる		物語にする
何をどうする	大動脈を人工血管に取り換える	亜紀子さんの大動脈瘤は6センチくらいで、破裂する可能性は10人に1人か2人ほどです。破裂すると命に関わりますが、そのほかの8人くらいは、すぐには破裂しないということです。破裂を予防するには手術が必要で、拡張している血管を人工の血管に取り換えます。手術がうまくいけば破裂の危険性はなくなります。しかし、手術にはそれ自体にリスクがあり、手術を受けたことで死亡する人は10人に1人くらいです。脳梗塞などの重篤な合併症がある場合もあります。
それはなぜか	動脈瘤があり破裂する可能性がある	
具体的にどうする	手術をして人工血管に取り換える	
やった結果どうなる	手術がうまくいけば破裂の可能性はなくなる。手術には死亡などの重篤な合併症がある	

鶴田：そして説明の仕方によっては、患者さんの気持ちを大きく左右する可能性があるので、注意が必要かなと思いました。例えば「手術をしないと、破裂して死にますよ」というような言い方をすれば、「手術してください」になってしまいますね。

亀井：「死ぬ」というのは怖い言葉ですから、避けたいという心理が働きますね。内容は同じですが「手術しなくても、8割の人は普通に生きています」と言えば、「じゃあ、やめておこうか」になりそうです。

鶴田：フレーミング効果、表現の仕方によって、聞き手の理解や行動に影響を及ぼすというというものですね[8]。なので、「破裂すると命に関わりますが、破裂する人は10人に2人くらいです。あとの8人はすぐには破裂するわけではないです」あたりの説明がよいでしょうか。

ⓓ 治療方針を決定する場面ではどのようなプロセスが必要か

亀井：手術を受けるかどうか、亜紀子さんに決めてもらわなくてはいけないのですが、医療者はどのように話を持っていけばよいでしょうか。特に、治療の選択肢が複数ある場合とか大動脈置換術のような重篤な合併症がある手術で、受けない選択もあり得るというような場合、医療者は手術の説明を一通りした後、どうすればよいでしょうか。

鶴田：「手術を受けたときと受けなかったときのリスクと利益は、かれこれです。どうしますか」と言われたら、亜紀子さんはどう言うと思いますか。

亀井：実際にそのように話をする医師も見かけますが、患者さんは「そ、そんな……、わかりません」になるんじゃないですか。私だって、専門家じゃないですから、治療法の中身を丁寧にわかりやすく説明してもらったところで、選ぶのは無理ですよ。エイヤッで決める人もいるでしょうけど、「好みで選ぶ」感じにとどまるのではと思います。

鶴田：亜紀子さんも、「破裂するのは怖いし」くらいの理解だったようですね。患者さんが治療を決めるには、治療内容を説明して「あなたが決めなさい」だけでは足りないということですね。

亀井：インフォームド・コンセントは「説明と同意」と訳されることもありますが、医師が治療の説明をして、患者さんが「はい、受けます」と言う、みたいな感じで解釈されかねないので、よくないですね。

鶴田：自己決定という言葉自体が、誤解を招くのかもしれません。「自己決定は"患者さんに具体的な治療法を決めさせること"だから、選択肢を並べて、患者さん自身が選ぶことが大事」と解釈する人もいるように思います。

亀井：経験もなくてわからないことを選べなど、下駄を預けられても、困ります。

鶴田：そうですよね。では、亀井さんが動脈瘤があると言われたらどうしますか？

亀井：自分ですか……。研究や仕事はして
いたいし、だけど動脈瘤が破裂したら死ぬ
可能性が高いんですよね、それはやっぱり
いやです。でも、手術を受けて、脳梗塞と
かの後遺症が残るというのも困るし、う
う、やっぱり、どうしたらいいのか、わか
りません。

鶴田：なので、「患者さんそれぞれが考える
"どう生きていたいか、何をよしとするか"と
いう生活者としての価値観を実現するのに、
最も適しているものはどれか」という情報が
ないと決められないということですね。

亀井：となると、まず患者さんに「どうあ
ることをよしとしますか、大事にしたいも
のは何ですか」というような問いかけをし
て、それに最も合うと思われる方法を提案
することが必要ということですね[6,9]。

鶴田：例えば「動脈瘤が破裂するかもとい
う不安な気持ちで過ごすのは避けたいし、
手術の合併症は承知した」というのであれ
ば手術を受けたほうがいいでしょう。一
方、「手術や合併症のリスクは大きいし、で
きる限り今の生活を続けたい」と思うので
あれば、今すぐ手術を受けるのではなくも
う少し様子を見ましょうか、となるように
思います。

亀井：患者さんの身になれば、破裂も避け

たいし、合併症のある手術は受けたくない
というのが本音ですから、本当に難しいで
すね……。でも、医療者が患者さんの価値
観や人生観を聞いてくれて、一緒に考え
て、「あなたは手術を受けたほうがいいと
思います」とか「今は手術はしないほうが
いいですね」とか提案してもらえれば、私
も「それがいい」と思えるような気がしま
す。ここで合意ができれば、同意に至る、
ということですね。

鶴田：ですので治療を決める際は、医師
は、まずは患者さんの病状から見て「この
人は明らかに手術を受けたほうがよかろ
う」とか「手術をしなくてもいいかな」と
か、医学的な観点からの当たりをつけま
す。そして、患者さんから「どうあるのが
よいか」とか「何をよしとするかしないか」
を聞き出して、社会での役割や生活背景な
ども考え合わせて、その人なりの生活を実
現するのに最も合った方法を知識や経験を
駆使して考えて提案する、ということが必
要ですね。医師が提案してくれた治療法
は、患者さんから見れば、自分の価値観や
背景を考慮したうえで医師が専門家として
最善と思ったものですので、だいたいは
「私もそれがいいと思います」という流れ
になると思います。

亀井：患者さんも、納得して決めることが
できる、というわけですね。

ⓔ 治療方針の決定場面での医師―患者関係：エマニュエルらの４つ のモデルとソムリエ方式

亀井：治療方針の決定場面での医師－患者
さんの在りようについては、様々な提案が
なされていますが、米国の生命倫理学者の

エゼキエル・エマニュエルらが提案する４
つのモデルがわかりやすいので、これで考
えてみましょう[10]。１つ目は**パターナリズ**

ム・モデルで、医師は患者さんの意向など
を聞くことなく、患者さんの利益になるで
あろう治療をすることです。2つ目は**情報
提供モデル**で、医師は必要な情報を提供
し、患者さんが選択するものです。3つ目
は**解釈モデル**で、患者さんの価値観がはっ
きりしていない場合に、医師は患者さんが
何を大事にするかを一緒に探すものです。
4つ目は**審議モデル**で、医師は、患者さん
の価値観の中で最も重視すべきものを、話
し合いを通じて見つけるというものです。
それぞれのモデルには利点・欠点があり、
また、どれが適切かは、患者さんの状態や
病状、治療や検査の性質によっても異なり
ます。例えば、救命のために急いで処置を
する場合は、パターナリズム・モデルにな
らざるを得ないですね。

鶴田：私は、治療法を検討する際の方法と
して、「ソムリエ方式」がよいのではと思っ
ているのですけど。

亀井：ソムリエって、ワインの専門家ですね。

鶴田：私はワインのことはわからないので
すが、フランス料理店を訪れたとしますよ
ね。そこで製造年や特徴が書かれたワイン
リストを見せられたとしても、意味がわか
りませんし、選べません。そこで手助けを
してくれるのがソムリエという専門家で、
お客さんの会食の目的や味の好みを聞い
て、注文した料理も考えて、一番合った1
本を提案してくれますね。

亀井：ソムリエは、ワインを並べて、何年
のどこ産のシャブリで……とか説明して
「どれにしますか、好きなものを選んでく
ださい」とは言わないですね。

鶴田：ワインの情報が増えて理解したとして
も、どれが自分に良いのかわからないです
よね。

亀井：そこに、専門家が必要なんですね。

鶴田：治療の選択肢を示して「あなたが決
めなさい」というやり方は、「松竹梅方式」
と呼びましょうか。先ほどの4つのモデル
の「情報提供モデル」ですね。これだと患
者さんからは、医療者が専門家としての責
務を放棄しているようにも見えるんじゃな
いでしょうか。「素人の私に選べって、無
理です」と思われたら、不信感を買うこと
にもなりかねないです。ソムリエ方式はソ
ムリエのように、医師が患者さんの病状や
価値観、生活背景などに合ったものを提案
し、合意に至るという方式なんです。この
方式では患者さんは自分のよしとするとこ
ろ、目的ですよね、これを選び、医師はそ
れを実現する方法を選ぶ、という役割分担
をしています。

亀井：患者さんと医師はそれぞれにしかで
きないことをすることで、共同作業で治療
を決める、というわけですか。

鶴田：そうです。先ほど亀井さんは、「手術
の内容をわかりやすく説明してもらって
も、決められない」と言いましたね。十分
な情報をもらってよく理解できたからと
いっても、選択することはできないです。

亀井：患者は素人ですから、手助けがない
と無理です。

鶴田：そしてソムリエ方式では、「医師が患
者さんの大事にしていることを把握して、

それを実現しようとしている」というサインを送ることにもなります。それを受け取った患者さんは「この人は自分の人生を支えてくれようとしている」と感じますよね。なので患者さんが、医師に信頼を寄せるきっかけになるのではと思います。

亀井：確かに、「この人は自分の大事にしていることを共有してくれた」と思えるだけでも、信用しよう、という気になりますね。

鶴田：医療者は、傾聴と共感が必要といわれますが、「患者さんが大事と思っているところを共有する」ということがミソのように思います。

亀井：価値観の共有ですか。そうなるとソムリエ方式は、4つのモデルの「解釈モデル」か「審議モデル」に近いでしょうか。

鶴田：実際の話の中では、解釈モデルと審議モデルの両方を使うので、分けるのは難しいですが、解釈モデルに近いでしょうか。「審議モデル」では患者さんの様々な価値観の中で一番大事なものを探したり、話し合いの中で考えを変えたりするものですが、医師が提案するかどうかはわかりません。ソムリエ方式は、医療者が患者さんの病状や価値観も含めて、生活者としてその人がよしとする在りようを実現する治療を考えて提案する、という部分が特徴です。

亀井：なるほど。ですが何であれ、結局は医師が判断する部分が多くなるので、パターナリズムが強い感じがするのですが。

鶴田：ソムリエ方式は、医師は治療を提案しますが、それは自分の価値観を押しつけ

たり、自分の好きな治療に誘い込んだりするわけではないのでパターナリズムではありません。患者さんがよしとするところを実現するのに最もよい治療を選ぶことが目的なので、患者さんの納得は得られやすいと思います。もちろん患者さんが提案を受け入れられなければ、「何をよしとするか」を確認する部分からやり直しになります。

亀井：例えば、患者さんが明らかに効果のある治療を拒否した場合などはどうなるのでしょうか。

鶴田：ある人が腎不全で透析が必要になったときに、「透析はいやだ」といった場合とかですか。透析をしたほうが患者さんの価値観に合っていると思われる場合は、「透析を受けることであなたが考える生活ができますよ」という説明をしてみます。そして「機械を使ってまで生きるのはいやだ」と言われたら、「機械を使うのはいやだと思いますが、それで生きるのをやめるのはもったいないです」などと言うと思います。

亀井：説得するということですね。これって、医療者の価値観を患者さんに押しつけているようにも見えますし、患者さんに「考えを変えろ」と言っているみたいで、よくないようにも思うのですが。

鶴田：医療者が自分の価値観を有無を言わさず押しつけたり誘導したりするのは、高い立場から支配することになりますので、よくないですね。これを「強制」としましょうか。説得はこれとは違って、「相手に働きかけて、こちらの考えや価値観を訴えて受け入れるようにすること」です。有無を言わさず受け入れろ、というのではなく、受

け入れるかどうかを考えて判断してもらうということですので、最終的にどうするかは相手に委ねられています。

亀井：患者さんがこちらの考えを取り入れて、考えを変えるかどうかは患者さんに任されているということですね。支配されているわけではないので、強制とは違いますね。

鶴田：患者さんの利益になる治療があるのに、それを勧めないというのは医療者の役割としてよくないですよね。ただし医療者は、「私はこのような理由であなたにはこれがよいと思うのだけれど」と根拠を明らかにしながら話をすることが大事だと思います。例えば、「透析は大変ですが普通に生活を営んでいる方も多いですし、悪くないと思います」とか。患者さんの利益になる場合には説得はあっていいと思いますし、それが専門家の役割のように思います。

亀井：しかし医療者や病院は、患者さんから見れば権威だったり、身体を治してもらうためにお願いをする相手なので、権力を持った存在ですよね。強制と説得もきっぱり分けられないようにも感じます。

鶴田：説得がよくないと思う人は、「本意ではないけれど医師に従う」という患者さんの姿を見たりしているのかもしれないですね。となると、医療者は、自分の言動が支配的になっていないかを意識しているのが大事ですね。

亀井：しかし根本的問題は、自分も含めて多くの人は「自分が何を大事にしているか」なんてことは、普段あまり考えていないというところでしょうか。まずそこを考えてもらうというところからですかね。

鶴田：私だって、身体は一揃いあって当然と思っていますから、どこかの臓器を手術で切除しなくてはいけない、なんて言われた日には、「そんなのいやだ」と思いますよ。なので、患者さんが何を大事にするか、どのような生活をしたいのか、みたいなところを問いかけて、一緒に考えることが大切なんだと思います。4つのモデルの「解釈モデル」で強調している部分ですね。哲学者の清水哲郎先生は、患者さんのどう生きたいかという物語を取り入れて最善の治療を決めるという「情報共有−合意モデル」を提案されています[11]。

亀井：これまでの物語を共有して、これからの物語を一緒に紡ぐという感じですね。この作業自体が大切なように思います。

鶴田：そうですね。患者さんが大事と思っている部分を共有することはもちろん大切ですが、私は、生活者としての患者さんの時間と空間全体をみて、患者さんが主体的に自分なりの人生を考えて、歩めるように支援することが必要なんだと思います。

亀井：「自律性の尊重」といいますが、もっと広く、「人間を尊重する」みたいな感じでしょうか。

鶴田：そうですね、「生活者としてその人を大事にする」みたいな感じがよいと思います。ところで、柏木医師は沙雪さんに「亜紀子さんの生命維持治療をどうするか」の選択を委ねていますが、これも「松竹梅方式」になっていて、沙雪さんは困ったのではと想像します。

亀井：沙雪さんが戸惑うだけでなく、仮に

沙雪さんが「生命維持の治療を中止する」という選択をして亜紀子さんを死にゆかせた場合、「私が治療の中止を言ったために、姉が亡くなった。私が殺したのかもしれない」ということになれば、心に傷を残してしまいますね。医療者はどうお話をしたらよかったでしょうか。

鶴田：そうですね、「亜紀子さんは回復しない状態で、今の治療は、かえって身体に負担をかけている状況でもあります。ご本人さんがこの状態を望んでいないのでしたら、中止して、自然な形でお見送りしたほうがよいと思うのですが」と提案して、話し合うとよいと思います。

亀井：そのようにお話を持っていけば、ご家族を傷つけることもないでしょうし、納得してもらえるように思います。

❻ どのようなタイミングで説明をしたらよいか

鶴田：大きな手術などの場合は、一度行うと取り返しがつかないこともあり、「どのようなタイミングで説明をして同意をいただくか」ということも問題になります。

亀井：亜紀子さんの場合は、外来で手術の必要性だけを伝えて手術日を予約しておき、入院してから手術の前日などに詳細を説明するというやり方でした。ですが、やはり手術の入院をする前に、少なくとも手術法の概要を説明して了解を得ておく必要があるように思います。手術の前日に聞いた内容が、亜紀子さんの想像や希望と合っていれば問題ないです。しかし、もし違うものだったとしたら、退院するわけにもいかないでしょうし、結果として不本意なまま手術を受けることになってしまいますよね。

鶴田：それでも手術がうまくいって、患者さんが納得できれば大きな問題は起こらないですが、亜紀子さんのようによくないことがあったときは、「きちんと聞いておけば手術を受けなかったかもしれない、説明が不十分で不親切だ」といった不満が噴出することになりますね。

亀井：となると、初回の外来で手術の説明をして話し合いを持って、2回目の外来で意向を伺って、手術をする場合はそこで予約をとる、手術の前日には確認の意味での説明をする、という流れがよいでしょうか。

鶴田：手間も時間もかかってしまいますが、大動脈置換術の場合はこれくらいが必要かなと思います。説明の補助として文書を用意しておいて、初回の説明のときとか、その前にお渡して読んでおいていただくと、口頭説明も楽かもしれないですね。柏木医師は、紙に要点を書きながら口頭で説明されたようですが、大動脈置換術は、口頭説明だけだと理解が難しいですし、説明文書があれば、理解の助けになりますよね。説明文書があれば、持ち帰って、説明を聞いていないご家族と相談することもできます。

亀井：私が説明を受けるときは、手術をよく知っている看護師さんとかがいてくれて、説明のときに同席してくれたり、後で相談にのったりしてくれれば嬉しいです。

説明を補ったり質問に答えてくれたりしたら、患者さんの理解が深まりますし、納得して治療を決めることができるのではと思います。

鶴田：柏木先生を疑っているわけではありませんが、例えば外科医なら、技術修練のためになるべく手術件数を多くしたいと思うのは普通です。病院の実績としても、手術数を確保したいという事情があるかもしれないです。そうすると医師の説明は、「手術しないと大変なことになる」みたいな方向になる可能性はありますね。

亀井：主治医自体に利益相反があるということですね。臨床研究への参加を依頼するときには臨床研究コーディネータがいて、第三者的な立場から患者さんを擁護することになっています。大動脈置換術のような予防的な手術にも、臨床研究コーディネータのような第三者的立場から、患者さんの自己決定を支援する人がいたらよいですね。

鶴田：スタッフの確保は難しいですが、大事なことだと思います。

ⓖ なぜ医療行為にインフォームド・コンセントが必要なのか

鶴田：インフォームド・コンセントの手続きは、自己決定権を守るために必須のプロセスです。自己決定権は、「同意能力のある成人は、財産や身体のことについて、他人に危害を及ぼさない限り、たとえそれが本人の利益にならなくても本人が決めてよい」という考えに基づいています[12]（→p.26〜27、第3章 BOX ）。ですので、患者さんに説明したり、同意をいただいたりというのは、医療側の保身のために言質をとることでもないですし、同意書に署名をもらう儀式でもないですし、もちろん、「時間があれば説明する」というような、おまけのサービスのようなものでもありません。亜紀子さんの件では、沙雪さんが「亜紀子さん自身が手術のリスクなどを理解して、納得したうえで臨んでいた」と思えれば、怒りを医師にぶつけることはなかったかもしれません。したがって、医療行為の一貫として位置づけ、実施できるように資源を確保し体制を整備することが求められます。自己決定権を守るというのは確かにそうですが、医療

行為の前に患者さんから同意をもらわなければならない理由は、もっと単純に考えたらよいかなと思います。医療は身体に侵襲を加える行為ですから、それを受けて痛かったり苦しかったり、不便が残ったりする人、もちろん患者さん本人ですけれど、その人に決めてもらうということです[13]。

亀井：確かに、痛くもかゆくもない他人が決めたのでは、納得できないです。その結果とともに生きていかなくてはならない本人に決めてもらうというのは、当たり前といえば当たり前ですね。

鶴田：だけど、この当たり前のことが洋の東西を問わず行われてこなかったのは、医学や治療のことは難しくて、非専門家にはわからないからです。それに一昔前、肺結核とか感染症で多くの人が命を落としていた頃は、本人の意向に関係なく、とにかく治療するのが本人にも周囲の人にも一番良かったでしょうから、いちいち説明する必

要もない、という事情もあったと思いますけれど。

⑱亀井：今の疾病の構造は、心疾患やがんとか生活習慣病が中心ですから、治療の選択肢も格段に増えて、病気と付き合いながら長生きするというものですね。

⑱鶴田：そうなると、医師が最善と思った治療法が必ずしも患者さんによいとは限らないということになりますから、患者さん自身の「どうあることがよいか」、「人生で何が大事か」といった考えを取り入れないと治療法が決められない、ということになり

ます。「どうあることがよいか」は本人にしかわからないので、「他人が決めるわけにはいけないので本人に決めてもらう」ということになるわけです[14]。

⑱亀井：だけど、患者さんは医学の素人なので、「自己決定」するには専門家の手助けが必要というわけですね。

⑱鶴田：患者さんの中には「医療者は情報をくれるだけよくて、自分が決めるのだ」という人もいるとは思いますが、多くの人は、専門家の助けが必要だと思います。

❽治療方針を協働して決めるということ

⑱鶴田：治療法を決定する際、患者さんの意向を尊重することは基本ですが、患者さんが要望したことをそのまま行うのではなく、患者さんの利益を守るには何が必要かを医療の専門家の立場で考えて、医療の常識の中で最善と思われることを検討して提案することが重要です。

⑱亀井：患者さん自身の「何をよしとするか」を取り入れることが大事なのはわかります。ですが、患者さんは手術後にどうなるか想像することは難しいですし、身体の組織は揃っていて当たり前でもあり、自分にとって何が大事なのか、患者さん自身も考えたこともなくてわかっていない人も多いですよね。

⑱鶴田：治療は実際にやってみなくてはわからないですし、医師のミスがなくてもうまくいかないこともあります。治療の前によく考えて決めた「最善と思われる治療」

も、患者さんにとって良いかどうかは、治療を受けた後にわかるということです。

⑱亀井：実際に手術してみたら、「ミスはなかったけれど想定していた通りにいかなかった」という場合は多々ありますので、やってみないとわからない、というのは医療の特性です。となると、たとえ思い通りの結果でなかったとしても、「あのとき、医師と一生懸命考えて決めたことだから」と思えることが大事ということになりますかね……。納得できれば、それが「良い選択」と言えるように思います。

⑱鶴田：そうですね。医師と患者さんが相互に尊重し合って、情報や患者さんの価値観を共有して、対話を通じて意思決定を協力して行うというプロセスは、必須だと思います。**Shared decision making（SDM）**ですね[2]。

⑱亀井：SDMという言葉は、米国の大統領委

員会の報告書にもありますが、インフォームド・コンセントとどういう関係にあるんでしたっけ。

鶴田：例えば、患者さんが「情報だけくれればよい」と言ってご自身で治療法を決めたら、これでもインフォームド・コンセントにはなっていますね。だけど、多くの人は専門家の手助けが必要ですので、「治療を決定するときは協働しましょう」ということだと思います。インフォームド・コンセントの考え方は、医師と患者さんの在りようの問題を基盤に発展してきましたけど、SDMは、主に医療サービスの在りようの研究を通じて出てきた方法なんです[15]。

亀井：医療サービス上の問題ですか。どのようなことですか。

鶴田：米国の話ですが、例えば人工膝関節置換術を例にすると、手術の実施状況を調べてみると地域差があることがわかって、その要因として、治療法の選択が医師の判断、しかも医療費収入が増えるという動機付けが背景にあって、医療側の利益となる高額な人工膝関節置換術が行われていることや、その治療が必ずしも患者さんの意向に合っていないことが問題として指摘され

たのです。

亀井：必要のない手術が行われているということですか。患者さんの利益になっていない治療は、医療費の無駄でもありますね。

鶴田：医療経済上の大きな問題でもあるということで、治療を決めるときは、患者さんの価値観に合っているかどうかを検討することの重要性が強調されて、米国では、改めて実践が推奨されているという状況のようです。

亀井：米国は米国で、ややこしいことになっているわけですね。

鶴田：保険制度の問題は大きいみたいです。でも、何であれ、治療の決定のプロセスは、SDMが望ましいのではと思います。なので、医療者は、患者さんと膝を交えて話し合うことが大事で、人の気持ちを察知する超能力を持っていない限りは、患者さんの気持ちを引き出すとか、共感するとか、コミュニケーションの技能を持ってないといけないですね。

亀井：コミュニケーションの技能か……、これが最大の難関のような気がします。

2 読みやすくわかりやすい文書を書くために

鶴田：説明文書は、患者さんが治療や検査を受けたり、臨床試験への参加を考えたりするのに必要な情報を書いたものです[16]。医療者が提示しながら説明したり、患者さんが内容を再確認したり、理解を深めたりするのに使われ、口頭説明と相補的な関係にあります。説明文書を手渡すことは、医学

系研究への参加を依頼するとき以外は義務づけられていないので、日常診療としての手術や薬物治療では説明文書が準備されていないことのほうが多いかもしれませんね。ですが、大動脈置換術のようにリスクの高い手技とか、複雑で理解が難しい治療については、説明文書は必須だと思います。

亀井：しかし説明文書は、何が説明されたかの証明にもなるので、例えば大きなリスクが記載されていなければ、何か問題が起きたときに説明義務違反を証明するようなものです。中途半端なものをお渡しすると病院のリスクにもなりかねないので、結構面倒ですよ。

鶴田：確かに。説明文書をお渡しするからには、きちんとしたものでないといけないですね。文書の必要最低限の条件は、必要な情報が過不足なく書かれていることと素人の人にとって読みやすくわかりやすく書かれていることですね[5]。説明文書に必要な情報は、「b. 説明の際に、何を説明すればよいのか」と同様なので、大動脈置換術を例に、見やすくわかりやすい説明文書を書くポイントを確認しましょう。

亀井：説明文書は、必要な情報が網羅されていても、それが医学書のような記述では非専門家は理解できませんので、非専門家でもわかるように記述する工夫が必要ですよね。

鶴田：医療者が書く場合、自分が日々扱っていて精通している医療行為であっても、それを非専門家にわかるように説明するのはかなり難しいです。また、同じ言葉を使っていても、人は自分が持つ知識の範囲でしか理解できないので、医療者が伝えたことと患者さんが理解したことの間に大きな溝ができるのは当然のことでもあります。溝を作らないためには、「伝える技能」が必要で、中でも重要なことは、要点をまとめて筋道を立てて全体を構成すること、ロジックが把握できるように情報を整理して書くことです[17]。そして、ビジネス文書一般で言われるように、段落の冒頭に要約文を置くことや、読み手が理解できる言葉を使うことなど当然必要です[18, 19]。以下に、わかりやすい文書を書くための8つのポイントを示します。

ポイント1　必要な情報を絞り込み、ロジックを立てて「あらすじ」を作る

　治療の話は、非専門家である患者には難しくてわかりにくく、よく理解してもらおうとすると、細大もらさず懇切丁寧に説明することになり、文書の量も増えるばかりとなります。しかし、患者が大動脈置換術を受けるかどうかを検討するのに必要な情報は、既述したように、「大動脈瘤とは何か、なぜ手術が必要か、手術をしたときとしないときのリスクや利益は何か」という「大まかな全体像」なので、ロジックを立てて「あらすじ」を作り、構成を考えるとよいでしょう。図1に、説明文書の構造を示しました。

　そして、文書の量は、多くても十数頁にとどめるべきと考えます。臨床試験の説明文書の中には、例えば採血などのリスクについても詳細に説明されていて、文書量も数十頁になっているものもあります。何か問題が起こって患者に訴えられた際に、「情報を隠した」と非難されることを避けたいという事情はわからないでもありません。しかし、言わずもがなの説明が並んでいれば、読む気が失せますし、無駄な情報に紛れて肝心の情報が理解できなくなれば、かえって害のほうが大きいでしょう。

疾患の概要と治療の目的	●胸腹部大動脈瘤は、心臓から全身に血液を送る大動脈が拡張したりこぶのようになる状態 ●通常は直径30ミリくらい、55ミリ以上になると破裂しやすくなる ●破裂すると命に関わるので治療が必要
治療の内容	●手術で人工血管に置換する方法（置換術）、ステントグラフトを内挿する方法（内挿術）、手術などはせずに経過観察する方法がある
治療の必要性と利益	●胸腹部大動脈瘤の治療をするかどうかの目安 ●破裂のリスク、治療が推奨される場合など ●手術や内挿術がうまくいけば、破裂のリスクは少なくなる
治療の内容・リスク	●置換術と内挿術のそれぞれについて、内容やリスクを説明
治療の方法①（置換術）	●胸から腹を切開して、大動脈を人工血管で置き換える ●人工心肺などを使用するため、負担は大きい ●合併症は、手術に関連する死亡が10人中1人、脳梗塞や出血などが10人中1人、何らかの合併症は10人中2人
治療の方法②（内挿術）	●太ももの付け根の血管からカテーテルをいれて動脈瘤のある場所にステントグラフトを挿入する ●病状によっては適応にならない ●挿入後にステントグラフトに隙間があったりすると破裂の可能性あり
手術を受けない場合の代替の選択肢	●降圧剤などの薬物による治療 ●定期的に観察する
費用	●保険が適応される ●合併症などの治療費も保険を使用する
その他必要事項連絡先など	●担当医と電話番号

図1 説明文書の構成

ポイント2 「だから何だ」を説明する

　治療法を決める際、治療の選択肢を並べただけでは不十分であり、患者の価値観に合った治療法を考えて提案することが必要であることは既に述べましたが、この「だから何だ」という部分は、患者が治療を決めるのに最も重要な情報であると言えます。

　大動脈置換術の場合は、リスクと利益を勘案する必要がありますが、手術を受けない場合と受けた場合のリスクと利益を説明し、「手術を受けない場合は、破裂するかもしれないという不安を持つが、手術の合併症のリスクはないことになり、人それぞれで考え方が異なる」というような説明があったらよいでしょう。

　一方、手術の合併症や薬剤の副作用を説明する際は、合併症や副作用を羅列しただけでは怖がらせてしまうので、「出現した場合は、適切に対応する」といった「だからどうする」という説明もあってほしいです。

ポイント3　段落で構成する

　膨大な量の情報でも、分割して小分けにすれば頭に入りやすくなります。手術の場合も、動脈瘤の説明、治療の必要性、治療の内容、手術の方法、合併症などに分けて記述すると見やすくもなります。

ポイント4　段落の冒頭に要約文を置く

　段落に分けたら、その冒頭には「その段落で最も伝えたいこと」をまとめた文章を置くのが大事です。これがないと段落の最後まで読まないと内容が把握できないことになり、読み手を疲れさせます。冒頭にまとめの1文があるおかげで何を言いたいのかが把握できるので、読み手に負担をかけないといわれています。

　大動脈瘤の治療について述べた段落では、冒頭で「動脈瘤は破裂しない限り症状はないが、破裂すると命に関わるため、予防のための治療をするかどうかを考える必要がある」とまとめの1文を置き、その次に薬による治療と手術があることを述べ、さらに、手術をするかどうかの目安や、手術のリスクと利益の比較について説明するとよいでしょう。

ポイント5　読み手の知っている言葉で具体的に書く

　文章の読解力は、一般に被教育年数の2～3年下といわれているので、被教育年数が12～13年といわれている日本人の場合は、中学3年生くらいを読み手と想定して書くとよいようです。そして何かを伝える目的の文章を書くときの一般的な配慮として、1文はできるだけ短く、1文では1つのことを言う、専門用語や略称は使用しないか初出で説明する、割合などの数値は「5人に1人」など具体的に書く、「症例」などの人格の欠落した表現は避けるといった点は押さえておきたいです。なお、「お薬」などの丁寧語は鼻につく感じがしますし、「患者様」は、「患者」という否定的な意味合いがある言葉に「様」をつけた妙な表現ですので、避けたほうがよいでしょう。

ポイント6　絵や図を使う

　絵や図は、文章を読んだだけでは把握しきれないことを目に見える形で示して理解を助けますし、文書に空間を与えて見やすくするのに役に立つので、適切なものがあれば載せたほうがよいです。大動脈置換術の場合は、動脈瘤の図や大動脈を人工血管で置き換える図などがあると、何をするのかイメージしやすくなります。ただし、絵や図がありさえすればわかりやすくなるというわけではなく、あくまでも文章による説明を理解するための補助なので、説明文の直近に付けるか絵や図の下に簡単な解説文を付けるなどの工夫が必要です。

　また、絵は強いイメージを与えるので、患者が苦しんでいる様子の絵など見る人に不快感を与えるようなものや、過大な効果があるように見える絵など、誤解を与えるものは避けたほうがよいでしょう。

図やイラストをオリジナルで作成するのはコストもかかるので、製薬会社や学会が作成している冊子やウェブサイトで適切なものがあれば、出典をつけて引用させてもらうのも手です。

ポイント7　文字のサイズや文書のレイアウトを工夫する

小さい字がぎっしり並んだ文書は、読む気も起こらないので、見やすく書くことも重要です。同じ文章でも、字体を明朝体からゴシック系のものに変えたり、字の大きさも10.5ポイントから12ポイントにするだけで格段に読みやすくなります。また、字間・行間や余白を適切にとることも大事です。

ポイント8　人に見てもらう

説明文書の案ができたら、患者さんと似たような背景を持つ人数名に読んでもらい、一般の人の立場からわかりにくい表現や文章、不快な表現などを指摘してもらって、訂正するといいでしょう。書いた本人では気がつかない部分を指摘されることが多く、大変有益です。

まとめ

　インフォームド・コンセントの目的は、同意書に署名をもらうことではなく、患者が納得して治療を受けることですので、患者との面談は、「よくわからなかったが署名はした」ではなくて、「話はよくわかったし、納得できた」という機会であってほしいです。患者への説明や、説明文書の作成は、「インフォームド・コンセントが誰の何のためにあるのか」という本質的な部分を理解して、本稿で述べたようなコツを習得すれば誰でもできることだと思います。

　「説明と同意」はインフォームド・コンセントの訳語として適切ではないと述べましたが、説明することも同意をいただくことも、プロセスの一部として必要なものです。しかし筆者がインフォームド・コンセントのプロセスで一番重要と思う部分は、「患者の価値観を聴いて共有し、何が患者の利益になるのかを考えて提案し、対話をする」というところ、極論すると、「聴くこと」が一番大事ではないかと思っています。そして、話し合いを通じて合意に至れば、一緒に決めたということになります[2]。このやりとりの中で、患者は「医療者が自分がよしとするところをわかってくれている」と感じることができれば、「この人は、自分に良いことをやってくれるに違いない」と確信できると思います。

　前述したポイントを以下にまとめます（BOX）。

BOX1 インフォームド・コンセントの実践のまとめ

- 医師が説明して患者が同意すること（説明と同意）ではなく、患者が治療や臨床試験について十分説明を受け、理解したうえで意思決定すること

- 自己決定権に根拠があるが、自分をよく知る本人、痛かったり苦しかったりする本人でないと納得がいかないので、本人に決めてもらうということ
- 患者が納得して治療方針を決めるには、患者の価値観を聞き出し、対話を通じて一緒に考えることが大事

治療方針を決める際に必要なことは、以下の通りです。
- 患者に松竹梅の選択肢を説明して、患者に選ばせる「松竹梅方式」ではなく「ソムリエ方式」で行う
- ソムリエ方式では、説明する、患者の価値観・人生観を問いかける、患者の価値観に合ったものを提案する、話し合って合意に至る、という過程を経る
- 患者が選択するのは具体的な治療法ではなく、「何をよしとするか・しないか」という「目的」で、医療者はそれを実現するのに最もよい「方法」を選択する
- 納得のいくまで話し合って、協働することが大事。治療が最善かどうかは、実際に受けたあとにわかることだからである
- 入院を要する治療の場合は、入院前に同意をいただくことが大事

説明する際、説明文書を作成する際に必要なことは下記の通りです。
- 説明の要件は、目的・内容、リスク、利益、コスト、代替の選択肢
- 治療の全体像を把握してもらうことが大事なので、説明する際は、ロジック「何をどうする、それは何でか、具体的にどうする、やった結果どうなる」がわかるように、物語に仕立てる
- 日常診療でも、リスクの大きな治療や難解な治療については説明文書が必要
- 説明文書の条件は、説明内容が十分であること、わかりやすく書かれていること、見やすいこと

参考文献

1) R.フェイドン, 他. 酒井忠昭, 他訳. インフォームド・コンセント. 患者の選択. みすず書房, 1994.
2) President's commission for the study of ethical problems in medicine & biomedical & behavioral research. Making health care decisions: A report on the ethical and legal implications of informed consent in the patient-practitioner relationship. 1982: 1-3.
3) 日本循環器学会 / 日本心臓血管外科学会 / 日本胸部外科学会 / 日本血管外科学会合同ガイドライン. 2020 年改訂版大動脈瘤・大動脈解離診療ガイドライン. https://www.j-circ.or.jp/cms/wp-content/uploads/2020/07/JCS2020_Ogino.pdf（最終アクセス日: 2022 年 11 月 30 日）
4) 佐藤恵子. インフォームド・コンセントのありよう—患者に自己決定してもらうために必要なことは—. MB Derma. 2019; 279: 53-63.
5) 吉川肇子. リスクとつきあう. 有斐閣選書, 2000.
6) 佐藤恵子. 臨床試験におけるインフォームド・コンセント -患者に自己決定してもらうためには、何をどうすればよいのか. 日本婦人科腫瘍学会雑誌. 2014; 32: 727-738.
7) 山鳥重. 「わかる」とはどういうことか—認識の脳科学. 筑摩書房, 2002.

8) Emanuel EJ, et al. Four models of the physician-patient relationship. JAMA. 1992; 267: 2221-2229.

9) Quill TE, et al. Physician recommendations and patient autonomy: Finding a balance between physician power and patient choice. Ann Intern Med. 1996; 125: 763-769.

10) イツァーク・ギルボア . 川越敏司 , 他訳 . 意思決定理論入門 . NTT出版 , 2012.

11) 石垣靖子 , 他 . 臨床倫理ベーシックレッスン . 日本看護協会出版会 , 2012.

12) 加藤尚武 . 現代倫理学入門 . 講談社学術文庫 , 1997

13) 佐藤恵子 . 似て非なる「日本式インフォームド・コンセント」を超えるために . 患者の権利と医療の安全 . 岩田太 , 編 . ミネルヴァ書房 , 2011. pp. 70-97.

14) 加藤尚武 . 二十一世紀のエチカ 応用倫理学のすすめ . 未来社 , 1993.

15) Stiggelbout AM, et al. Shared decision making: Concepts, evidence, and practice. Patient Educ Couns. 2015; 98: 1172-1179.

16) 佐藤恵子 , 他 . みんなのためのわかりやすい説明文書 : 3. みんなのための説明文書 . 臨床評価 . 1997 ; 25: 99-113.

17) 清水久三子 . ロジカル・ライティング . 日本経済新聞社出版 , 2013.

18) 篠田義明 . コミュニケーション技術 . 中公新書 , 1986.

19) 倉島保美 . 書く技術・伝える技術 . あさ出版 , 1999.

馬場：患者さんから同意をいただかなくてはならないことはわかっていますが、問題は、その中身ですね。手術の説明を1時間かけてしたとしても手技の解説だけで終わっていれば、患者さんには意味がなくて、たとえ同意書に署名をもらったとしても、整ったのは体裁だけ、という状態ですね。

鶴田：患者さんが理解できていなかったり、決定を丸投げされて困惑したりすれば、説明の労力も時間も無駄ということになりますし、もったいないです。

亀井：患者さんが納得していない状態で治療を受けた場合、結果がよければ文句は出ないでしょうが、結果がよくなかったり患者さんの想像とかけ離れた結果だったりしたときは、患者さんやご家族の怒りを呼び、紛争に発展することもあります。

牛山：死が迫っている患者さんのご家族が、医師から「呼吸器をつけないと患者は死亡しますが、どうしますか」と迫られて困った、という話はよく聞きます。そして、呼吸器をつけてくださいと言って、いつまでも延命されている状態を見て後悔したとか、逆に、つ

けないでくださいと言って死にゆかせたら、あとで自分が殺したと思って後悔するでしょうし、いずれにせよ気の毒です。

馬場：医療者は「家族の決定に従った」と言えますし、責任を逃れていられて楽ですけれど、それではダメですよね。

亀井：ええ、そうです。重篤な合併症が予測される手術の場合は、実際にそれが起こることがありますね。ですが、医療者が患者さんのどのような生活をよしとするかという部分を共有して一緒に決めることができれば、患者さんも「よく考えて決めたことだから」と納得しやすいと思います。

鶴田：医師が患者さんの価値観を共有して、「患者がよしとする生活ができるように一緒に歩き始めよう」という作業は、患者さんやご家族から信頼を寄せてもらうための必要条件だと思います。ソムリエ方式のインフォームド・コンセントは、これを実現することを目指した方法ですので、医療者にはぜひ実践してもらいたいと思っています。

（佐藤恵子）

7 国内外の臨床倫理コンサルテーション

長尾式子

学習の目標

● 国内外で行われている臨床倫理コンサルテーションを知る

● 倫理コンサルタントに必要な能力を理解する

● コンサルテーション実践に役立つ様々なアプローチ方法を理解する

馬場：院内に倫理コンサルの仕組みは必要ですが、気になるのが倫理コンサルタントの立ち位置です。倫理コンサルタントは、病院に雇われていますから、患者さんやご家族側から見ると、病院や診療科の利益を守る立場ではないかと思われる可能性がありますよね。そうなると信頼されなかったり、本音を言ってくださらなかったり……ということになりそうですが、このあたりはどうしたらよいでしょうか？

鶴田：これは国内外でいろいろな考え方があると思いますが、一つは、臨床倫理の問題を扱う部署は、どこかの部門に所属する形ではなくて、独立した部門にしておくことでしょうか。一般的には、ある部署の所属としてしまうと、そこの利益から離れるのが難しくなりますし、外から見たときも、そのようにみなされますね。ですので、病院長直轄の独立した部門としておくことが大事と考えます。

もう一つは、倫理コンサルタントが患者や家族と会うときは、「倫理的な問題を専門にしている者です。患者さんにとって一番よいことは何かを一緒に考えさせていただくのが役割です」など自分の立ち位置をきちんと説明することかと思います。そうすれば、警戒心を強く持たれないのではないでしょうか。

亀井：もちろん、問題をマネジメントするスキルは必要ですが、暇そうで間が抜けているようなオーラを出しているのもある意味重要かなと思います。

牛山：それが一番よいかは人それぞれでしょうけど、「この人は私の話を聴いてくれるだろうな」と思ってもらえる存在であることが大事ですね。

（佐藤恵子）

77

臨床倫理コンサルテーションとは、臨床の個々の事例における倫理的問題への支援活動のことです。倫理コンサルテーションは、日本だけでなく、諸外国でも発展しています。そこで、本章の前半では、国内外の倫理コンサルテーションの歴史と現状を概観します。後半では、倫理コンサルテーションの実践の形式や、倫理コンサルタントに必要な能力について説明します。これらの知識を得ることで、より体系だった倫理コンサルテーションの取り組みができるようになるでしょう。

1 臨床倫理コンサルテーションの発展

　医療現場では、医師は診断と治療において、法律や職業倫理に規定された責務に基づき診療行為を行っています。同様に、看護師は診療の補助や患者の療養上の世話において、法律や職業倫理に規定された責務に基づき看護行為を行っています。ほかの医療福祉専門職も同様です。しかし、医療現場では治療によって予測される利益や不利益が不確実であり、医療・ケアのよさ、正しさの判断は難しく、そのため、当事者らは葛藤（ジレンマ）や悩みを抱く、という専門職の職務に伴う倫理的課題に直面しています。また、医療者の間や患者・家族との間に、医療・ケアに関する意見の違いが生じることもあります。こうした臨床倫理の課題に対する取り組みを、臨床倫理コンサルテーション（clinical ethics consultation：CEC）と呼びます。以下では、倫理コンサルと呼ぶことにします。

　倫理コンサルは、米国を端緒に発展してきた仕組みです。米国生命倫理学会（American Society for Bioethics and Humanities：ASBH）の定義によると、倫理コンサルは、「患者、家族、代理人、医療者、ほかの関係者が、医療ケアの中で生じた価値問題に関する不安や対立を解消するのを助ける、個人やグループによるサービス」のことです[1]。今日、日本でも注目されている倫理コンサルは、どのように始まり、発展してきたのでしょうか。第1節では、米国、日本、そのほかの諸外国の倫理コンサルの歴史と現状について概観します。

ⓐ 米国

　病院での倫理コンサルを最初に報告したのは米国です。米国における倫理コンサルの現状を理解するには、病院内倫理委員会（Hospital Ethics Committee：HEC）の発展について知る必要があります。

　米国で初めて臨床医療における倫理的問題を議論し、検討する仕組みが紹介されたのは、「神の委員会」と称されたシアトル市の人工腎臓センターの院内の委員会とされています（1961年設立）。この委員会の役割は、慢性腎不全の新しい治療法である血液透析療法を受ける患者を選定することでした。当時は、まだ透析機器の数が限られていたため、透析を希望する患者の中から選ぶ必要があったのです[2]。

　同じ頃米国内では、医療を受ける患者の自己決定権を擁護する運動が始まりました。とりわけ、米国の臨床倫理の発展に大きな影響を与えたのは、植物状態にある患者の人工呼吸器の中止の是非が論争となったカレン・クインラン事件といえます。この事件で、治療中止を

認めたニュージャージー州最高裁判所は、中止できる条件として、臨床医療の倫理的問題を検討する病院内倫理委員会（HEC）を設置しそこで協議することを挙げました（1974年）。

その後、ベビー・ドゥ事件と呼ばれる重症障害児の治療をめぐる裁判を契機に、連邦政府も病院内で生じた倫理的問題を院内で解決する仕組みを作ることを推奨し、大統領委員会がその仕組みとしてHECを推奨しました（1983年）。加えて、1992年には医療施設認定合同委員会（Joint Commission on Accreditation of Healthcare Organizations：JCAHO）という、医療施設の評価・認定を行う組織（日本の医療機能評価機構に相当）が、終末期の医療をめぐる倫理的問題を解決する仕組みを施設内に作ることをその評価・認定の要件としました[3]。

このような経緯を経て、HECは①倫理的問題に関する院内ガイドラインの作成、②院内スタッフへの倫理教育、③臨床現場の個別事例に対する助言（倫理コンサル）、の3つの機能を持つようになり、倫理コンサルを提供する組織となっていきました[4]。

米国ではどのぐらい倫理コンサルが行われているのでしょうか。1980年の全国調査の報告では、全国の病院の約1％がHECを持ち、倫理コンサルを行っていました[5]。約20年後の1999年の調査では、HECを持つ病院のうち86％が倫理コンサルを行っており[6]、2007年になると全総合病院の81％、病床数で区切ると400床以上の病院のすべてで倫理コンサルが実施されているという報告がなされ、また、年に延べ約2万9,000人が3万6,000件以上の倫理コンサルを行っていることが明らかになりました[7]。

米国での倫理コンサルの発展をまとめると、倫理コンサルの普及は、裁判所、行政、医療施設の評価・認定要件などが影響していたといえます。これらは上からの指示による発展といえます。しかし、こうした展開の背景には、医療現場において患者やその家族が、自らになされる医療ケア、特に最期の過ごし方について決める権利を主張していたことや、医療者が医療ケアの判断に葛藤していたことがあり、そうした医療現場や社会運動も倫理コンサルの確立に貢献したといえるでしょう。

ⓑ日本

次に、日本における倫理コンサルの発展について見てみましょう。日本では研究倫理と臨床倫理の両方を担当する倫理委員会から、それぞれの機能が分化していく形で発展してきました（図1）。

これまでの日本の医療現場においては、倫理的問題を協議する仕組みに倫理委員会がありました。この倫理委員会を日本で初めて設置したのは、徳島大学医学部といわれています（1982年）。その目的は、新しい生殖補助技術である体外受精を臨床応用することに関して、現場とは異なる学際的な視点で議論し、検討することでした。そこで、倫理委員会のメンバーには学内外から医学以外の学問の有識者や、一般人も含めて集められました[8]。その後、1992年までに、国内すべての医学部や医科大学に倫理委員会が設置されました。

例えば、京都大学の場合を見てみましょう。京都大学の大学院医学研究科・医学部および医学部附属病院には「医の倫理委員会」があります（1985年設置）。その内規によれば、①

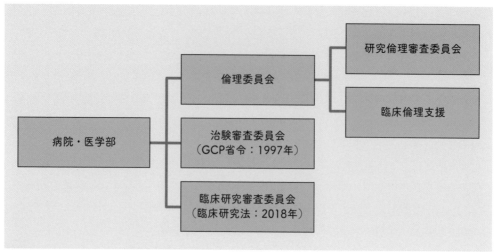

図1 病院などの中の倫理委員会

医の倫理の在り方についての検討と審議、②医学部などで行われる研究などの審議と答申、③治験や再生医療以外の事項に関する審議、を任務としています。①の活動として、倫理委員会のメンバーは大学病院が先駆的に行っていた生体肝移植のドナーやレシピエントの権利や利益を保障するために、彼らの意思の最終確認をしていました[9]。医の委員会は個々の事例について報告を受け、委員会として承諾するという形で、倫理的問題をはらむ医療に対する支援を行っていました。現在、同大学病院では、臨床倫理と研究倫理を別の委員会として運用しています（→第1章）。このような変遷は、以下の全体的な動向からも見て取ることができます。

2004年に臨床研修指定病院を対象に筆者らが行った調査では、当時登録されていた全640病院のうち、回答のあった267病院の約1/4にあたる66病院が倫理コンサルに相当する機能を持っており、その機能は、倫理委員会や、病院が独自で立ち上げた委員会が担っていました[10]。筆者らが2016年に再び調査したところ、当時臨床研修指定病院に登録されていた全1,028病院のうち、回答のあった125病院の約7割が倫理コンサルを有しており、近年、多くの病院では従来の倫理委員会とは別個に臨床倫理委員会を新設していることがわかりました[11]。このように、臨床倫理の取り組みは倫理委員会から臨床倫理委員会へと分化していったことが窺えます。

この分化に至った背景の一つには、当初、医学研究と臨床倫理の双方を担っていた倫理委員会が、研究倫理の審査に重点を置かざるを得なくなったことが挙げられます。1975年に起草されたヘルシンキ宣言は、それ以降、倫理委員会の審査、監査など追加修正がなされ、医学系研究の倫理が強化されてきました。日本もその影響を受け、薬剤の開発と医学研究の倫理体制がとられていきました。薬剤開発については、1997年に厚生労働省は「医薬品の臨床試験の実施の基準に関する省令」（Good Clinical Practice：GCP）を発出し、治験審査委員会による審査を義務付けました。一方、2000年以降、政府は医学研究の種別ごとに倫理指針を策定しました。その指針で倫理委員会による審査が明文化されました。こうした規制の強化

とともに、研究申請の数も増え、審査業務も増えていきました。その結果、倫理委員会は主に研究の倫理審査を担うことになり、医療スタッフにとって倫理委員会は研究を審査する組織であるという認識が強くなっていきました。

　一方、臨床倫理に関わる問題として、2000年以降に、道立羽幌病院事件や射水市民病院事件など、生命維持治療（人工呼吸器）の中止が社会的に問題視される事案が続けて起こりました。このような状況を受けて、2007年に厚生労働省は、「終末期医療の決定プロセスに関するガイドライン」を策定しました（2018年「人生の最終段階における医療の決定プロセスに関するガイドライン」に改訂）。この中で、医療チームや患者、家族だけでは終末期の治療方針を決定できない場合には、「複数の専門家からなる委員会」に意見を求めることを明文化しました。これが日本で初めて政府が臨床倫理支援について言及した公的文書といえます。

　同じ頃、日本看護協会は「臨床倫理委員会の設置とその活用に関する指針」で病院内における倫理コンサルの仕組みづくりを提言しました（2006年）。また、日本医師会も、「終末期の医療に関するガイドライン」の中で、厚生労働省の「終末期医療の決定プロセスに関するガイドライン」と同様に、専門職からなる委員会の設置とその委員会からの助言を求めることを提言しました（2008年）。これらの動きは、既存の倫理委員会とは別個の臨床倫理委員会の設置と、倫理コンサルの整備の後ろ盾となったといえます。

　もう一つ影響力があったのは、日本医療機能評価機構が病院機能評価に臨床倫理の仕組みに関する項目を加えたことです。2005年のVer.4までは「職業倫理」や「診療における倫理の確立」を評価項目とし、後者に関しては、個々の症例について検討する仕組みの有無が評価内容となっていました。以降のVer.5からは倫理に関する項目が増え、「臨床における倫理」というカテゴリーが新たに作られ、臨床倫理に関する体制の有無が別個に評価されるようになりました。最新（2018年）の評価項目（3rdG：Ver2.0）では、「患者中心の医療の推進」、「良質な医療の実践」のカテゴリーにおいて、倫理的問題に関する病院としての取り組みや、その解決に向けた取り組みに関する事項が評価対象となっています。このように評価項目が充実してきたことも、病院組織における倫理コンサル整備の原動力になったといえます。

　ただし、日本では、米国のように治療方針の決定をめぐって医療者と患者・家族が対立する場合に倫理委員会が協議することを命じる裁判例などもなく、倫理コンサルに関する明確な法的な規定があるとまではいえないのが現状です。しかし、行政や職能団体、学会ガイドラインによる推奨や、医療機能評価機構の病院評価は、倫理コンサルの普及・発展に大きな影響力があったといえます。そして、米国同様、この背景には医療現場で苦悩する患者・家族、医療者がいたことが挙げられるでしょう。

Ⓒ ほかの諸外国での臨床倫理コンサルテーションの現状

　米国や日本だけでなく、ほかの諸外国でも倫理コンサルやそれに類似した活動があります。以下では代表的な国々での倫理コンサルの取り組みを簡単にご紹介します。

1）イギリス

　イギリスでは「臨床倫理支援（clinical ethics support）」や「臨床倫理サービス（clinical ethic service）」という言葉がよく使われます。イギリス臨床倫理ネットワーク（UK Clinical Ethics Network：UKCEN）という組織が、全国の臨床倫理委員会の登録（任意）を行っています。UKCENの調査によれば、2000年には全国456のNHS系列病院の20病院に設置されていた臨床倫理委員会は、2010年までには82施設がUKCENに登録しています[12]。最新のデータ（2019年9月）によれば、77の臨床倫理委員会がNHS系列病院や専門職能団体などに設置され、ネットワークに登録されています[13]。イギリスでは多様な倫理コンサルの仕方があるようです。例えば、臨床倫理委員会のほか、それ以外の委員会や、大学の医療倫理の有識者、チャプレンなどが倫理コンサル活動を行っているようです[14]。

2）オランダ

　オランダの臨床倫理支援の特徴の一つとして、モラル・ケース・デリバレーション（moral case deliberation：MCD）があります。これは、倫理コンサルタントが医療チームに助言を行うのではなく、多職種からなる医療チームのメンバーらが集まって、訓練を積んだファシリテーターの支援のもと、お互いの考えを聞き合い、対話を活発に行う中で、自分たちが実際に直面している倫理的な問題を考えるという方法です[15]。参加者が互いに問いを出し合い、意見を聞き合い、互いを理解し合おうとする営みといわれています。したがって、合意形成や結論を見出すことを目標とせず、意見を聞き合うことで新しい見方や意見を生み出すことを目標としています。MCDは様々な学派があり、訓練を積んだファシリテーターは、倫理学者をはじめとした非医療者が中心に担っています。

3）ドイツ

　ドイツでは、2000年に宗教系の病院が倫理コンサルを始めました。2014年に実施された国内の病院全数調査では、1,858病院中、545病院（29.3％）が倫理コンサルの仕組みを導入していると報告されています[16]。倫理コンサル導入の背景には、2004年に医療ケアにおける透明性と質のための協定からの認定や、ドイツ連邦医師会中央倫理委員会（2006年）、ドイツ医療倫理学術協会（2010年）が倫理コンサルの導入を推奨したことによるといわれています[17]。

　このように、ほかの諸外国でも倫理コンサルは注目されている倫理支援活動だといえます。各国の活動の特徴について、表1 にまとめたので、そちらも参照してください。

表1 各国の臨床倫理コンサルテーションの仕組み

	米国	日本	イギリス	オランダ	ドイツ
形式	●チーム ●個人 ●委員会	●チーム ●個人 ●委員会（案件による）	●研究倫理委員会 ●ほかの委員会 ●宗教家	●個人	●委員会 ●個人（ケースレビュー、カウンセリング）
コンサルタント	●医師 ●看護師 ●ソーシャルワーカー ●弁護士 ●哲学・倫理学者	●医師 ●看護師 ●ソーシャルワーカー ●事務職 ●法律家 ●哲学・倫理学者	●医師 ●ほかの医療者 ●病院執行部（意思決定組織） ●研究倫理委員長 ●チャプレン ●大学の倫理学者	●哲学・倫理学者（対話を促進できるスキルを有する人）	●医師 ●看護師
アプローチ法	●ジョンセンの臨床倫理検討法（四分割法） ●医療倫理四原則	●ジョンセンの臨床倫理検討法 ●医療倫理四原則 ●臨床検討法（清水哲郎式） ●臨床倫理チェックリスト		●ユトレヒト法 ●ナイメーヘン大学式解釈学的アプローチ ●ジレンマメソッド	●ナイメーヘン法 ●マールクマンの原則を中心とした事例検討法 ●マルタの検討シート ●ボーフムの検討シート

2 倫理コンサルテーションの実践

　倫理コンサルの定義は前述した通りですが、具体的にどのような支援を行うのかについて、以下で説明します。医療現場が倫理コンサルに支援を依頼する理由には、問題を明確にしたい、第三者として客観的な意見が欲しい、患者・家族との関係性を悪くしたくないといったことがあります[10]。そこで、医療現場から依頼された相談事案に対して、倫理コンサルはどのようなスタンスで、どのように臨み、何をするのか、について解説します。

ⓐ 倫理コンサルテーションの活動と形式

　倫理コンサルの活動は、一般に、図1 に示した手順で行われます（→京大での取り組みは第1章）。特に、図中の倫理的検討の部分の一例として、米国で行われている倫理コンサルの活動の概要を以下に示します。

- 価値観の対立の同定と分析
- 倫理的に支持できる選択肢の明確化と正当化
- 建設的なコミュニケーションの促進と支援
- 紛争解決のための方法の推奨
- 当事者間の対立を解決するような交渉と仲介
- 倫理的に支持できる行動計画の助言
- 感情面およびスピリチュアル面での患者、家族、スタッフの支援

（Cleveland Clinic の Clinical ethics immersion program を筆者が翻訳し一部改変）

倫理コンサルを実践する形式には、①委員会、②個人、③少人数によるチーム、の３つがあります。米国では、多くの病院ではチームによる倫理コンサルを行っていますが、個人で対応する場合もあります。それぞれの形式については、活動の側面（機動性や利便性）、視点の側面（多角性、学際性、客観性、公平性）から利点、欠点があるといわれています（表2）。順に見ていきましょう。

表2　倫理コンサルテーションの３つの形式とその特徴

		個人	チーム	委員会
活動の側面	機動性	高い	やや高い	低い
	利便性（利用のしやすさ）	高い	やや高い	低い
	自由度	高い	やや高い	低い
	孤立感	強い	あまりない	ない
	他者への威圧感	低い	ややある	高い
視点の側面	多角性	低い	やや高い	高い
	学際性	低い	やや高い	高い
	客観性	低い	やや高い	高い
	公平性	低い	やや高い	高い
責務	重責感	強い	やや強い	低い

1）委員会形式

　委員会形式とは、病院の規定に則って多人数のメンバーで構成された委員会で行うものをいいます。したがって、メリットは多角的で、しばしば学際性があることです。委員会のメンバーが協議し、合意に至る過程から導かれる結論は、病院による公式な結論に近いという点で医療者にとっては心強いといえます。その一方、ベッドサイドから離れたところで協議されるため、客観性や公平性が高い半面、当事者目線ではない協議や結論にもなりえるというデメリットもあります。また、委員会の定期開催の協議で間に合う問題には適しているかもしれませんが、現場の問題にタイムリーに対応することが難しく、委員の日程調整がうまくいかないと委員会の開催までに時間がかかるため、機動性や柔軟性に欠けるというという点が最大のデメリットといえます。また、コンサルテーションを依頼する医療者にとっては、委員会は近寄りがたい存在で 、しばしば提示する資料や情報の整理などを必要とすることから、手軽に依頼しにくいでしょう。さらに、研究倫理と臨床倫理の両方を担う倫理委員会の場合、医療スタッフにとっては倫理委員会は研究審査をするところと認識されがちなため、臨床倫理の相談があまり上がってこないこともあり得ます。

2）個人形式

　個人形式とは、知識やスキルを有する個人が倫理コンサルを行うものです。個人が行うため、依頼がしやすく、また依頼があればすぐに出向くことができることから、機動性は高

く、迅速な対応が可能といえます。また、現場に出向いても1人なので、医療スタッフにとって威圧感は少なく、医療スタッフとコンサルタント間で人間関係を築きやすいかもしれません。その半面、依頼内容がどのようなものでも対応する必要があるとなると、1人の倫理的コンサルタントが多角的な視点や、学際性を備える必要があり、かなり高い能力が求められるといえます。また、個人のコンサルタントであるがゆえに、コンサルタントに対して威嚇的な言動をとる医療スタッフもいるかもしれません。別の大きな懸念としては、個人のコンサルトが1人で行う場合、その人が休んでいたりして病院内にいない場合には倫理コンサルの実践ができなくなるということがあります。

3）チーム形式

　委員会ほどは形式ばらず、また個人に重責がかかりすぎない形式として、少人数によるチーム形式があります。これは3人程度で、職種や性別が偏らないメンバーで構成されたチームが、現場からの相談に応じるという形式です。倫理委員会のメンバーで構成されているチームもあれば、倫理委員会のメンバーのほかに倫理コンサルのために病院内のスタッフをプールしておき、事案に応じて適任者を選出してチームを構成する方法があります。これは委員会形式と個人形式のメリットとデメリットを半分ずつ持ち合わせた、中間的な形式といえます。3名程度のチームであれば、委員会形式の場合と比べて病棟を訪ねることも容易となり、ベッドサイドから近いところで聞き取りをしたり、協議したりすることもできるでしょう。コンサルタントにとっても、1人で行くよりは心強いでしょう。また、医療者にとっても倫理コンサルチームが訪ねてくることに対して脅威を感じることは少ないでしょう。さらに、コンサルタント同士で協議することを通じて、お互いに勉強し合うこともできます。

ⓑ 倫理コンサルタントの中立性

　倫理コンサルは、通常、病院の仕組みの一部です。倫理コンサルを担う人の多くは病院職員であり、病院の利害関係者ということになります。また、倫理コンサルのメンバーが医療者の場合は、同職種の人の判断に同調することもあるかもしれません。だからこそ、倫理コンサルは病院とは独立し、自律した活動であることが求められます。そして、事例の関係当事者のどちらにも偏らない中立性を保つことが必要です。

　相談された事例の関係当事者らとは異なる第三者としての立ち位置、つまり、事例に対して客観性を持って臨む必要があります。依頼された事例に関する情報や判断の根拠を批判的かつ、多角的、学際的な視点で「もっともらしさ」、「正しさ」、「善さ」を問い直すことが重要だといえます。

3 倫理コンサルタントの専門的能力

　医療者から依頼を受けたり、倫理コンサルを実践したりする際に、倫理コンサルタントにはどのような能力が求められるでしょうか。まず、哲学的に分析したり、議論したりすることに長けていることが求められます。同時に、医療ケアの問題を扱う以上は、医療者が議論しようとしている医療ケアに関する状況や、彼らの判断の根拠について理解できることが求められます。さらに、意見が対立する様々な関係者と話し合って調整を行うコミュニケーション能力も必要でしょう。このように、倫理コンサルタントには一定の専門的能力が必要と考えられます。

　米国では、倫理コンサルタントは、医師、看護師などの医療者、福祉職、哲学・倫理学者、法律家など、多様なバックグラウンドの人たちが担ってきました。そのため、米国では倫理コンサルタントの質の保証のために、2013 年より米国生命倫理学会（ASBH）が倫理コンサルタントの資格認定を実験的に始めています（ BOX1 ）。イギリスでも臨床倫理に携わるために必要な能力を提示しています。日本では、日本臨床倫理学会が、2016 年から臨床倫理認定士の養成を始めました。

　こうした取り組みでは、倫理コンサルタントの専門的な能力を知識、スキル、態度の 3 つのカテゴリーに分け、倫理コンサル活動の特徴を踏まえた形で具体的な内容が示されています。そこで以下では、倫理コンサルを行うための基本的な知識とスキル、態度について筆者が重要だと思う点を述べます。

BOX 1　倫理コンサルタントの能力評価と資格認定

　米国生命倫理学会（ASBH）は、倫理コンサルタントの学会認定を、認定審査の試験期間を経て、2018 年から正式に開始しました。

　認定審査の受講資格は、1) 学士を有していること、2) 400 時間の臨床倫理の経験を有していることとされています。

　そして、倫理コンサルタントの適格性には以下の項目とされています。

Assessment：査定

Analysis：分析

Process：過程

Evaluation and Quality improvement：評価と質向上

Healthcare Ethics Consultant-Certified Program
https://heccertification.org/

日本でも日本臨床倫理学会が 2016 年から臨床倫理認定士の認定を始めました。2020 年には、病院組織や地域で倫理コンサルテーションや倫理カンファレンスを実践するリーダーを担える上級臨床倫理認定士の認定も開始しました。

http://square.umin.ac.jp/j-ethics/adviser.html

ⓐ知識

そもそも倫理コンサルの依頼者（コンサルティ）は、自分の判断の正しさに確信がなかったり、ほかの当事者と合意を得ることができなかったりするため、依頼してきます。したがって、まず依頼者の判断の道筋や問題点を理解するための知識が必要といえます。依頼者の判断の良し悪しを検討し協議することが求められるので、多面的、学際的な視点から倫理的問題を理解するための知識や、批判的、公平な視点から検討するための知識が必要となります。このように、依頼を受けた問題を倫理的に検討するために必要な基本的知識が、倫理推論に使う知識といえます。倫理推論で判断の正しさを検討するために使う知識には、以下のものがあります。

● 専門職の倫理綱領
● 倫理原則や倫理理論
● 治療の中止、不開始、差し控えや、真実告知などの倫理的問題の倫理的・法的論点

また、医療者が自分たちの判断を導く際に使っている知識は、臨床推論のための知識といえます。職種によって習得している知識の種類や程度に違いはありますが、概ね、持っている知識は共通しているといえます。倫理コンサルを行う際には、上記の倫理的推論のための知識だけでなく、医療者の基本的知識について知っておくことも重要といえます。

● 疾患や治療に関する医学的知識（医師、看護師、リハビリ系職種、薬剤師）
● それに伴う療養生活に関する生活機能、生活動作に関する知識（看護師、リハビリ系職種）
● 医療や介護制度に関する知識（医師、看護師、社会福祉士、ケアマネジャー）
● 治療や療養生活に影響を及ぼす保険制度（社会福祉士、看護師、ケアマネジャー）

さらに、患者や家族の意向の背景にある心理面、社会面、価値観の理解を助ける知識は、より多面的視点を補足するでしょう。その知識は以下のものがあります。

● 認知・行動、心理に関する知識
● 価値観に影響する歴史、文化に関する知識

---

❺ スキル

　倫理コンサルを実践するためには、依頼内容や事案を検討するプロセスを計画し、実行に移し、そして終了後に評価するためのスキル（技能）が求められます。実行する際、依頼者や関係者と協議するためには協議をコーディネートしたりマネージしたりするスキルも必要です。

● 臨床における倫理的問題を理解し、分析するスキル：依頼者の葛藤や悩みの本質を理解するために分析したり、倫理的問題を明確にしたりするスキルです。倫理的問題の理解と解決に必要な情報を収集し、整理し、何に問題が生じているのかを考えるスキルともいえます。

● 倫理コンサルを実践するスキル：以下のようなスキルが必要です

① 相談事例の関係者たちに倫理コンサルを行う目的や必要性を効果的に説明し、具体的にどのような手順で行うのか（日程調整、関係者の選定、開催場所など）についてイニシアチブをとる実働的なスキル

② その問題について関係者を交えて、倫理コンサルの依頼の本質となるポイントを明確にし、その場で人々の意見を引き出し、建設的な対話を促進したり、協議を集約したりするといった議論をマネージするスキル

● 対人関係を円滑に構築するスキル：依頼者および関係者の判断や価値観の核心に触れることもあるため、人々が発言や意見を述べることに躊躇しないような配慮ができるコミュニケーションスキル

❻ 態度

　医療現場にとっては第三者となる倫理コンサルタントが医療チームとやりとりするためには、適切な態度を身につけていることが重要です。

共感・ねぎらい・寛容さ	倫理コンサルには医学的にも倫理的にも妥当といえるのか迷うケースが相談されます。悩んで相談に至った経緯に対してねぎらう態度、共感を持って積極的に聴こうとする態度（訴えてきた内容を否定しない、など）、寛容さが必要となります。
真摯・誠実さ	医療職、福祉職、時には事務職とあらゆる職種からの相談に対して向き合う態度、姿勢が必要です。例えば言葉遣いや、挨拶、目を合わせたり、相槌を打ったりするという基本的な言動は相手に真摯で誠実であることを感じさせるでしょう。
毅然さ・冷静・勇気	倫理コンサルタントの態度があまりに権威的なのは望ましくありません。しかし、医療ケアの判断の妥当性について検討する際に、その判断の根拠が適切でない、合意し難いと思う場合には、毅然とした態度が求められます。また、時に相談者や関係者が話し合いの場で興奮してくる場合があります。その場合は、毅然かつ冷静な態度が必要です。また、時には目上の人に言いにくいことを言ったり、院内で普通に行われているけれども倫理的に正しくないと思われることを指摘したりするなど、勇気を持って行動することも必要となります。

4 倫理コンサルテーション実践のアプローチ方法

　ここでは、倫理コンサルを実践するときの全般的なアプローチ方法（取り組み方、分析ツール）を紹介します。

ⓐ米国生命倫理学会（ASBH）のアプローチ法

　ASBHは倫理コンサルを実施する際のアプローチを次の3つに分類しました。そして、③の倫理的アプローチを推奨しています[18]。

①権威主義的アプローチ	倫理の専門家であるコンサルタントが主要な意思決定者となり、患者や代理意思決定者などの関係者の意向や価値観を最小限にしか考慮に入れずに、倫理的判断をする取り組み方です。
②合意追求型アプローチ	コンサルタントが当事者の間で合意を形成することを目標として取り組む方法です。これは場合によっては非倫理的な決定になり得ます。例えば昏睡状態になった患者の事前意思などを無視して医療者と家族で合意を形成する場合などです。
③倫理促進型アプローチ	コンサルタントが関係者間で起きている問題を彼らから集めた情報で明らかにし、効果的なコミュニケーションを促し、彼らの様々な意見を統合しようとする取り組み方です。

ⓑ ジョンセンらの臨床倫理検討シート

　これは広く知られている四分割表を用いる分析方法です[19]（→p.28〜30、第3章）。治療方針を決めるにあたり、医療者が持っている情報を、①医学的適応、②患者の意向、③QOL、④周囲の状況、の4点に整理することで、問題状況をわかりやすく見える形にすることができます。多くの事例でこの分析方法を用いて検討することにより、類似する事例には同様の判断を下すことができ、また異なる判断に至った場合にはどの点が異なっているのかを明らかにすることできるでしょう。この分析方法を用いても結論を導き出すことはできないという批判があります。そのような批判に対して、倫理的意思決定の枠組みとステップを加えて修正されたもの（IDEA Framework）が提案されています[20]。

I：事実を明らかにする（Identify）：ジョンセンらの臨床倫理検討シートの使用

D：対立している倫理原則を決定する（Determine）

E：とり得る選択肢を探り出す（Explore）

A：判断を実行に移し、事後評価する（Act）

ⓒ そのほかのアプローチ法

　ヨーロッパでは、現象学、人類学的手法など、米国とはいくらか異なるアプローチが用い

られています。その一部をごく簡単に紹介します[15, 21]。

- ナイメーヘン大学式解釈学的アプローチ：直感的把握、ケースの物語論的分析、倫理学的考察、直感の見直しの相からなる7ステップで展開する方法
- ジレンマメソッド：事例を紹介し、事例紹介者自身が直面しているジレンマを1つ指定して、医療者、関係当事者らとともに価値観や利害を同定しながら対話する10ステップで展開する方法

おわりに

　本章では、倫理コンサルの歴史的発展と現状を概観し、倫理コンサルの実践の基盤や仕組み、倫理コンサルタントに必要な能力について説明してきました。

　日本では、倫理委員会が臨床で生じる医療ケアに関する倫理的問題を議論し始めて、約40年になろうとしています。臨床医療の倫理的問題と社会状況に応じて、その支援の仕方は変わってきました。今日、倫理コンサルは医療ケアの現場が抱える倫理的問題を、様々なバックグラウンドの人が支援しています。冒頭に述べたように、今日の医療は複雑化しており、患者・家族の価値観も多様化しているため、医療現場における倫理的問題はますます難しくなっております。

　倫理コンサルが医療チームや患者の協議の場や機会を提供する仕組みとなるよう、倫理コンサルの実績が積み上がっていくことが期待されます。それには倫理コンサルの質の保証が重要であり、質の高い倫理コンサルタントの教育、研修が必要です（ BOX2 ）。本章がその取り組みに少しでも貢献できれば幸いです。

BOX 2 　倫理コンサルテーションの事後評価

　倫理コンサルの質の保証のためには、倫理コンサルタントの資格認定も重要ですが、倫理コンサルの結果の評価も重要です。現在も様々な角度から倫理コンサルのアウトカムとは何か、効果とは何かが議論されていますが、まだ十分な研究が進んでいるとはいえない状況で、今後の大きな課題です。

　参考までに、これまでに提案されている評価の基準をまとめました[25, 26]。病院で倫理コンサルの評価の際の参考にしてください。

①倫理コンサルの支援によるアウトカム指標
- ●患者の退院時の状況（退院時の健康状態、活動状態など）
- ●治療選択（不利益な治療が施された日数、意思決定の対立、患者への医療ケアの質など）
- ●医療資源の使用（ICUや入院日数、ICUや入院期間に生じた紛争件数、医療費用など）

●医療ケアの到達に関する合意（倫理コンサルしたことで医療者と患者・家族が、医療ケアの提案に合意できたか、患者・家族の目標を叶えるような医療ケアの選択肢が提案され、合意できたか）

②依頼者の評価：倫理コンサルに相談した依頼者をはじめ、関係当事者からの満足度

●倫理コンサルが役に立ったかどうか：依頼者の期待していたことに応えていたか、患者や家族との対立を解決するのを助けたか、正しい判断や実践であるかを検討できたかなど

●倫理コンサル担当者への満足感・不満足感：態度、対立に取り組む様子、コミュニケーションスキル、独断的でない異なる見解など

●倫理コンサル活動への満足感・不満足感：依頼から支援まで、支援から助言までにかかった時間、依頼者の道徳的苦悩の緩和の程度、倫理コンサル介入による患者の意思決定への同意など

③倫理コンサルの質：倫理コンサルの専門性・能力の評価

●倫理的問題の同定

●倫理的問題の分析

●倫理的問題の解決に向けた検討の場、論点整理、協議を教育的に展開することができたか

●対立の緩和・解決に向けた議論の集約と助言内容のまとめ

●倫理コンサルの公平性

●倫理コンサルが関係当事者の価値の尊重

●倫理コンサルの教育的な有益性

参考文献

1）American Society for Bioethics and Humanities. ASBH, Core Competencies for Healthcare Ethics Consultation. 2nd eds. 2011. p2.

2）Alexander S. They Decide Who Lives, Who dies. LIFE. 1962. November 9: 102-124.

3）長尾式子．浅井篤, 他編．倫理コンサルテーション．臨床倫理．丸善, 2013. pp. 22-45.

4）Annas G, et al. Hospital ethics committees, consultants, and court. AMA. 2016; 18: 554-559.

5）Youngner SJ, et al. A national survey of hospital ethics committees. Crit Care Med. 1983; 11: 902-905.

6）McGee G,et al. A national study of ethics committees. Am J Bioeth. 2001; 1: 60-64.

7）Fox E, et al. Ethics consultation in United States hospitals: A national survey. Am J Bioeth. 2007; 7: 13-25.

8）長尾式子, 他．木村利人, 編．バイオエシックスハンドブック．医学書院, 2001. pp. 375-396.

9）赤林朗．看護管理．2001; 11: 700-703.

10）長尾式子, 他．日本における病院倫理コンサルテーションの現状に関する調査．生命倫理．2005; 15: 101-106.

11）長尾式子．第29回日本生命倫理学会年次大会, 2017.

12）Slowther AM, et al. Development of clinical ethics services in the UK: A national survey. J Med Ethics. 2012; 38: 210-214.

13）Clinical ethics network. Clinical ethics committees. CEC member list.
　　http://www.ukcen.net/committees/member_list（最終アクセス日：2022 年 5 月 10 日）

14）Slowther A, et al. Clinical ethics support services in the UK: An investigation of the current provision of ethics support to health professionals in the UK. J Med Ethics. 2001; 27 suppl I: i2-i8.

15）服部健司. 臨床倫理委員会や倫理コンサルタントとは別の仕方で—moral case deliberation の可能性—. 生命倫理. 2017; 27; 17-25.

16）Schochow M, et al. Implementation of clinical ethics consultation in German hospitals. Sci Eng Ethics. 2019; 25: 985-991.

17）Schochow M, et al The application of standards and recommendations to clinical ethics consultation in practice: An evaluation at German hospitals. Sci Eng Ethics. 2017; 23: 793-799.

18）American Society for Bioethics and Humanities. ASBH, Core Competencies for Health Care Ethics Consultation. 2nd eds. 2011. pp. 6-8.

19）アルバート・R・ジョンセン, 他. 赤林朗, 他監訳. 臨床倫理学 第 5 版 臨床医学における倫理的決定のための実践的なアプローチ. 新興医学出版社, 2006.

20）The Toronto Central Community Care Access Centre IDEA Framework, 2008.

21）服部健司. 臨床倫理学における解釈学的アプローチ, 生命倫理. 2018; 28: 116-125.

馬場：日本では、倫理コンサルは医療者への助言のみで、患者さんやご家族の話を聞いたりしないのかなと思っていました。

鶴田：もちろん、患者さんやご家族、医療者とどのような距離を保つかは、問題の性質やそれぞれの人の性格などで変わりますので、個々の事例ごとに違います。病院の方針や倫理コンサルタント一人一人でも考えがあるでしょうから、それぞれのやり方でよいと思いますよ。でも、患者さんと主治医の関係が破綻したり膠着したりしているような難しい事例では、コンサルタントの生身が挟まることで、クッションになって気持ちが落ちついたり、階段の踊り場みたいにホッとできる場所になったりして、風通しがよくなることもあるように思います。

亀井：私は、法学者の川島武宜先生が、『日本人の法意識』（岩波新書、1967）で紹介されている「三人お吉方式」が役に立つかなと思っています。対立している2人の間に第三者が入って、その人が身を切ることで丸く収める、というやり方です。場面は、河竹黙阿弥の歌舞伎「三人吉三廓初買」の「庚申塚の場」です。三人の「吉三」が出てきて、少しややこしいですけれど。まず、お嬢吉三とい

う悪党が夜鷹から百両を奪い、「その金を俺によこしな」というお坊吉三と、刀を抜いた争いになります。そこに大悪党の和尚吉三が現われて、「俺が裁きをつけるから、嫌だろうけどうんと言ってくれ」と言うんですね。裁きの内容は、「百両を二つに割ってお嬢吉三もお坊吉三も五十両ずつにして、それぞれ半分を俺によこせ。そのかわり、俺は両腕を差し出すから、それぞれ刀で引いてくれ」というものなんです。そして、和尚は両腕を切りつけ、お嬢もお坊も自分の腕を刀で引いて、血汐をすすり合い、義兄弟のような関係を作って、めでたしめでたし、というお話です。

馬場：感染症予防の観点からは、血はすすらないほうがよいと思いますが……。

牛山：コンサルタントが、患者、家族、医療者のそれぞれと援助関係を作って、ケアをすることができればいいのかなと思います。

鶴田：問題は人と人の間で起きていて、理屈だけでは解決しないことも多いですよね。各国の取り組みも参考にしながら、文化に合ったやり方を考えることが大事だと思います。

（佐藤恵子）

8 治療中止の倫理：医療者の立場から

門岡康弘

学習の目標

● 国内外における過去の事例から治療中止の問題点を理解する

● 治療中止決定のプロセスを理解する

● 治療中止に関わる重要な概念と原理を理解する

牛山：私が前にいた病院では、倫理コンサルの仕組みがなかったこともあって、問題が多かったです。私のいた NICU の科長の医師は、生命維持の治療をできるだけ長く行うという方針を持っていたので、仮にスタッフが、重症の赤ちゃんに行っている治療が利益になっていないのでやめてあげたいと思っても、みんな黙っていました。

馬場：その状況は私の病院でも同じです。太郎さんの事例（→p.2、第1章）では、たまたま奥さんが治療を中止してほしいと仰ったので、問題として浮上したのです。奥さんが何も言わなかったり、できるかぎりの治療をしてほしいと言ったりしたら、胸部外科ではごく普通に、太郎さんの身体が限界に至るまで生命維持治療を継続したと思います。そこに疑問を持つ人はいないでしょうし、問題として検討の俎上にものらなかったと思います。患者の生命は、曲がりなりにも維持されてい

るわけですし……。

亀井：私は、治療の差し控えも気になっています。治療すれば回復するかもしれない人が、生命維持治療を一度始めると中止できないことを危惧して、初めから控えてしまうというパターンです。医療者が、急性の心疾患などを起こして救急搬送された人に治療しようとしたら、ご家族に「患者は生命維持治療を望んでいなかったのでやめてほしい」と強く言われて、呼吸器装着なども控えて死にゆかせたという話は、前からよく聞きます。

馬場：回復の可能性があるのにもかかわらず治療をしないのは、問題ですよね。とりあえずは治療をしてみて、その後の状態を見て治療をどうするかを検討するという形でないと、助けられる人を死にゆかせてしまうことになります。

（佐藤恵子）

はじめに

　治療中止は、患者の病状を進行させ、死期を早める可能性を持つ行為です。近年、終末期状態と判断された患者から医師が人工呼吸器を取り外す場面がいくつかのテレビ番組で放映されましたが、その医師は逮捕されておらず、警察の取り調べも受けていないようです。もはや生命維持治療の中止は殺人罪にはならないと考える方もいらっしゃるかもしれませんが、患者の利益を適切に保護し、医療者が責任を問われないための様々な要件が存在することを忘れてはいけません。

　本章では、終末期医療における治療中止の倫理的な留意点を、主に医療者の立場から説明します。紹介する概念や考え方については、議論や分析が継続し、まだ結論や合意に至っていないものがあります。それらに関する哲学的な批判や突っ込んだ議論の紹介は、ここでは控えます。本章の内容は形式的で、筆者の個人的な解釈を含んでいると感じる方もいらっしゃるかもしれませんが、基本的な概念や考え方を押さえておかなければ、倫理コンサルタントとして治療中止の倫理について議論することはできません。そこで、今日の医療現場で終末期状態にある患者の治療中止が容認されるための要件について理解することを本章の学習目標とします。

1 過去の事例から学ぶ

　過去の有名事例は臨床倫理を学ぶための貴重な材料です。医療関係者だけでなく、哲学・倫理学の専門家や法曹関係者などが学際的に議論を展開し、社会規範の形成にもつながったからです。ここで紹介するクインランのケースやクルーザンのケースなどの概要を知っておくことは、倫理コンサルテーションにおいて治療中止の議論をする際に、必ず役立つでしょう。本節では終末期医療に関する6つの判例を紹介します。それぞれの事例における倫理的意思決定のポイント、キーワードを覚えていただきたいと思います。これらの事例は、我々の医療実践にどのような示唆を与えているでしょうか？

ⓐ クインランのケース[1)]

　1975年、米国。ニュージャージー州在住のカレン・アン・クインラン（当時21歳）は友人の誕生パーティーで飲んだアルコールと常用していた精神安定剤の相互作用により呼吸停止に陥り、病院へ搬送された。彼女の脳は回復不能のダメージを受け、その後肺炎を併発したため、人工呼吸器が装着され、経管栄養のチューブが挿入された。治療は継続されたが、約半年後に「持続的植物状態」と診断された。

　容貌が衰えていく様子を見かねた両親は、「娘を安らかに眠らせてほしい」と担当医に依頼したが、その要求は拒否されたため、訴訟を起こした。1976年3月、ニュージャージー州最高裁はプライバシー権に基づく治療の中止は合法的であり、それは後見人によって代わりに主張さ

れるべきであるという判旨を述べ、父親の訴えを認めるという判決を出した。この判決を受けた後、カレンは別の病院へ転院となり、人工呼吸器はそこで取り外された。しかし、経管栄養を含むほかの医療は続けられ、カレンは9年間あまりも植物状態のまま生存し続けた。

　この事件は「死ぬ権利」を認めたものとして理解された。そして、米国の各州では、「自然死法」や「尊厳死法」という形で「治療の中止」に関する法整備が進みだした。

本ケースのキーワード：プライバシー

　プライバシーの権利は自己に関する情報のコントロールだけでなく、妊娠中絶や治療中止など、自己の身体あるいは生き方に関する決定を含みます。医療者は、患者が自己決定できるかどうか、あるいは患者が終末期状態にあるかどうかに関係なく、患者がどのような医療、生活そして生命を望んでいるのか、望んできたかという点を確認し、それらを勘案しながら治療方針の決定を進めるべきです。

ⓑ クルーザンのケース[2]

　1983年、米国。ナンシー・クルーザンは交通事故により脳挫傷と低酸素脳症から不可逆的な植物状態に陥った。ナンシーが回復するという希望を失っていなかった両親の同意のもとに、栄養と水分の補給のために胃ろうが造設された。やがて、医師たちから、ナンシーの状態は遷延性植物状態であり、回復の見込みは一切ないという診断が告げられた。

　4年4か月後にナンシーの父親は「娘の経管栄養チューブを外してほしい」と入院先の病院に正式に申し入れた。しかし、病院側は「経管栄養を中止して患者を飢え死にさせることはできない」として、これを拒絶した。最高裁判決は州法の要件である「明瞭かつ確固たる証拠」の存在を示すことができれば、経管栄養中止は差し支えないとした。家族は州検認裁判所に「新証拠」を提出し、経管栄養中止を認めるよう改めて申請した。その「新証拠」とは、ナンシーが元気だったときに「もし植物状態になったとしても、強制的に栄養を補給されることは絶対いや」と語るのを聞いたという、3人の証言だった。最高裁判決から約半年後の1990年12月14日、検認裁判所は「明瞭かつ確固たる証拠」の存在を認め、ナンシーの経管栄養を中止する命令を下した。

　主治医は、胃ろうにつなげられていたチューブを自らの手で抜去した。抜去後、ナンシーは、家族と病院の事前の取り決めに従って、ホスピス棟に移された。その後12日目にナンシーの呼吸は停止した。

本ケースのキーワード：明瞭かつ確固たる証拠

　終末期状態にある患者の多くは自己決定できません。そのような場合、医療者は家族らとともに本人の意思を推定しながら代行判断を行うことになります。患者自身の医療や生き方

に関する見解や価値観は、意思決定の重要な根拠となります。そのような根拠に基づく決定は患者の人生の一貫性や統合性あるいはナラティブ（物語）にかなった医療を実現する可能性が高いだけでなく、代行判断者の負担は小さくなるでしょう。今日、このような「証拠」収集のための代表的な取り組みはアドバンス・ケア・プランニングになります（→第9章）。患者が十分な意思決定能力を保持している時期に、本人そして将来の代行判断者となる者も交えてしっかりと話し合い、将来の治療内容だけでなく、その背景にある個人的な見解や価値観についてもしっかり聞き、関係者全員で共有し、具体的内容を記録しておくべきでしょう。

ⓒ ブランドのケース [3, 4]

1989年、トニー・ブランドは英国のサッカースタジアムで大事故に遭遇し、肺挫傷と低酸素状態から植物状態に陥った。自発呼吸は保たれたが、認知機能は完全に失われ、感覚を持たず、コミュニケーションや嚥下は全く不可能であった。彼には人工栄養のための経鼻胃管が留置されていた。このような状態が3年半続いた後、彼を担当する医師の全員が、回復の可能性は一切なく、経管栄養の中止により苦痛なく尊厳をもって亡くなることが彼の最善の利益であると考えた。この見解は、独立した2名の医師だけでなく彼の家族からも支持された。

1992年、ブランドに対する経管栄養を含む生命維持治療の中止を合法とみなす宣言を求める申請が裁判所に提出された。裁判所は、治療継続はその患者の最善の利益にならないという見解が信頼性と妥当性をもつ限り、死期が遠くなく回復の見込みがない患者の治療は法的に控えることができること、そして、生命維持の継続が患者の最善の利益にならないなら医師にはそれを継続する義務はないということを根拠に、人工栄養の中止は合法と宣言した。また、患者の死は法的にはもっぱら損傷や病気に起因するとみなされるという見解を述べた。そして、貴族院はこの申請を承認するにあたり、人工的な手段による栄養と水分補給の維持にはブランドに対する治療的、医学的そしてほかのいかなる利益も存在しないことを確信した。

本ケースのキーワード：最善の利益

医療倫理は患者の自己決定を尊重することだけでなく、患者に利益を与えることも医療者に要求します（→p.23、第3章）。先に紹介した2つのケースでは、患者の意向を確かめ、それを尊重した意思決定の必要性について述べましたが、それだけでは不十分の可能性があります。提供している医療は患者にどのような利益をもたらしているのか、患者の最善の利益は何かという点について、冷静に客観的に、そして専門的に評価することも医療者の重要な倫理的態度です。利益の概念には様々な解釈があります。身体あるいは生理機能の維持・回復だけでなく、健康や幸福の実現、QOLの向上、苦痛からの解放、尊厳の保持、患者への思いやりなども含まれます。提供している治療がこのような利益の実現からかけ離れていると確信するなら、その中止は選択肢になるでしょう。

d ベビー K のケース [5)]

> 1992 年、米国。胎児期に無脳症が判明したため、担当医は人工妊娠中絶を提案したが、母親はそれを拒否し、ベビー K を出産した。ベビー K は出生直後に呼吸困難に陥り、母親の強い希望により人工呼吸器が装着された。
>
> 小児科医と神経科医は、予後は不良であると診断した。当時、治療中止は無脳症新生児に対する標準的な医療行為とされており、医療チームはこれ以上の治療は無益と考え、治療の中止を提案した。しかし、敬虔なキリスト教徒である母親は、DNR 指示や人工呼吸器取り外しを認めようとしなかった。「人間の生死を決めるのは神であり、奇跡が起きるかもしれないという」というのが拒否の理由であった。
>
> 病院側は、母親が訴訟を起こすことについて懸念し、今後病院や医師が負いかねない法的責任を免除されるよう、裁判所に治療中止を認める命令を求めた。しかし、裁判所は障害者法、リハビリテーション法および緊急処置法を根拠に積極的治療を継続するよう指示した。ベビー K は人工呼吸器管理を受けたまま、生後 39 か月目に死亡した。

本ケースのキーワード：無益性（無益な治療）

　ある治療を無益、無意味あるいは無駄と考え、行うべきではないと思った経験をもつ医療者は少なくないでしょう。しかし、この事例は、医療者による一方的な無益性の判断と治療中止の主張は容認されない場合があることを示唆します。無益や無意味といった判断にはしばしば当人の価値観が大きく影響していることを忘れてはいけません。医療者は自分自身の価値判断を認識そして反省し、問題となる治療が患者にどのような影響をもたらしているのか、本当に無益なのかしっかりと評価したうえで、治療の中止について検討すべきです。

e 川崎協同病院のケース [6)]

> 平成 10 年 11 月、気管支喘息重積発作に伴う低酸素症脳損傷で意識が回復しないまま入院中の患者に対し、その回復を諦めた家族からの要請に基づき、担当医師は、気道確保のために当該患者の気管内に挿管されていたチューブを抜き取り、呼吸確保の措置を取らずに死亡するのを待った。だが、予期に反して患者が苦悶様呼吸を示したために、担当医師は事情を知らない医療スタッフに指示して筋肉弛緩剤を投与させ、よって患者を死亡させたとして、殺人罪に問われた。
>
> 本判決では、治療中止を適法とする根拠として、患者の自己決定権と医師の治療義務の限界が挙げられたが、前者については、患者本人の治療中止を求める意思がなく、治療中止を求める家族の意思が患者の意思と直ちに同一視できるかは判断できないとみなされ、また後者については、複数の専門的意見に従えば 1 週間以内の死亡は確実とされなかったとして否定され、

さらに家族の要請は患者の病状などについて適切な情報が伝えられたうえでなされたものではないことから、医師の行為は殺人罪に該当することが認められた。

本ケースのキーワード：治療義務の限界

　治療効果や回復が見込めず、そして死期が近いことは治療中止の条件になるでしょう。しかし、無益性の判断と同様、それらの判断には慎重を期する必要があります。個人的見解だけでなく、複数の専門職による医学的評価や検討に基づいて判断されるべきです。また、判断の前に行わねばならないことは、標準的な検査や治療を提供し、可能な限り正確な情報を集めることです。今日の医療水準に達している医療を提供し、状況を明確化したうえで判断することになります。

　また、言うまでもなく、患者の自己決定権も本事例の重要概念です。これについては先に述べた通りです。患者の意思を推定する際には、家族の意向が患者の意向を十分に反映しているかどうかを慎重に見極める必要があります。

❶東海大学病院のケース[7]

　平成3年4月、多発性骨髄腫の進行により昏睡状態に陥った患者の家族からの依頼により、医師は患者にベラパミル（Ca拮抗薬）と塩化カリウムを注射して死に至らしめた。終末期患者に対する致死行為が、積極的安楽死として許容されるための要件は、
①患者は死が避けられず、その死期が迫っていること
②患者が耐えがたい肉体的苦痛に苦しんでいること
③患者の肉体的苦痛を除去・緩和するために方法を尽くし、ほかに代替手段がないこと
④生命の短縮を承諾する患者の明示の意思表示があること
であるが、本事案における医師の行為については、患者の肉体的苦痛及び意思表示が欠けているため、積極的安楽死として許容されるものではないとして、医師に懲役2年（執行猶予2年）を言い渡した。（→法的観点からの検討については第9章参照）

本ケースのキーワード：十分な緩和医療

　本事例は患者に致死薬を投与して死期を早める積極的安楽死に関するものですが、治療中止にも共通する②と③の論点を倫理的要点として取り上げます。医療者はすぐに治療中止を考慮するのではなく、その前に症状や苦痛の軽減に努め、もっと効果的な症状緩和の手段はないか検討しなければなりません。苦痛や不快な症状がよりよくコントロールされるなら、患者さんは治療の中止を望まず、もっと生きていたいと思うかもしれません。

　要件①と④についてはこれまでに述べた通りです。なお、日本では積極的安楽死に該当する医療行為は法律そしてガイドラインでも禁止されていると考えなければなりません。

chapter

8

治療中止の倫理：医療者の立場から

ⓖ 2つの治療中止の事例

次に、2つの事例を提示します。上記のケースfも併せて比較してみてください。各事例の医療者が受けた対応は異なります。発生した時期が異なり、終末期医療に関する医療界そして社会の理解や態度が変容したことが相違の大きな理由かもしれませんが、両者の意思決定のプロセスの相違は重要と考えます。それはどのような点でしょうか？

> **富山・射水市民病院　患者7人の呼吸器外す　50歳医師、安楽死の疑い**（読売新聞、2006年3月25日）
>
> 　富山県射水市の同市民病院で、外科医師（50）が入院患者7人の人工呼吸器を取り外し、全員が死亡していたことが25日わかった。医師による安楽死の疑いがあるとして同病院が県警に通報。県警は、殺人の疑いもあるとみて、外科医師らから人工呼吸器を取り外した経緯などを詳しく聞いている。病院側によると、亡くなった7人はいずれも高齢で、終末期医療を受けていた。人工呼吸器の取り外しについては、「病院としては家族の同意を得ていると認識している」としている。（以下省略）

> **「よかったのか、強い葛藤」　生命維持治療中止　法整備を訴え　福大病院**（朝日新聞、2009年2月28日抜粋）
>
> 　同病院によると、男性は肺炎で呼吸不全となり、人工心肺装置をつけた状態で入院。意識はなく、入院から約3週間後には血圧が低下した。臓器からも出血して輸血が24時間必要になり、「出血がコントロールできず、どう対応してよいかわからない状態に陥っていた」という。男性は以前、生命維持治療を望まないことを家族に話していたといい、家族も「治療は中止してほしい」と病院側に伝えた。医師や看護師など約25人の症例検討会で話し合った結果、治療を続けても男性の余命は1日ほどしかないと判断し、治療の中止を決めた。家族が見守る中で人工心肺装置は止められ、男性は13分後に亡くなったという。

コメント

3つの事例における意思決定プロセスの相違として下記の3点が挙げられます。

> ①患者の意向を尊重したか
> ②治療中止を個人ではなく医療チームで検討したか
> ③公的な指針に従って意思決定を行ったか

①についてはこれまでに何度も述べた通りです。患者の意向を尊重することは今日の医療の大前提です。②は偏りのない意思決定を行わなければならないことを示唆します。病状などの事実に関する判断だけでなく、治療中止の是非といった価値判断については、複数の医療職の見解が反映されることにより、公平性、客観性やバランスがより担保されるはずです。また、③は世の中には一定の共通ルールがあることを示唆します。学会などが公表して

いる指針は法律ほどに強い拘束力を持ちませんが、多数の専門家による入念な検討を通して策定されています。そのような規範から逸脱した意思決定は倫理的な合理性を担保しているとは通常は考えにくいといえます。

2 終末期医療に関する意思決定プロセスの指針

治療中止の条件や医療者の免責を含む終末期医療の適切な実践に関する法律は、今のところ日本では整備されていません。しかし、終末期医療の意思決定プロセスに関する指針（ガイドライン）はいくつも公表されています。このような指針は必ずしも具体的な行為を医療者に指示しませんが、治療中止に関する意思決定の進め方をわかりやすく説明しています。指針に従った意思決定は倫理的要件をきっと満たすでしょう。紹介する指針はこれまでに公表されているものの一部です。以下ではその要点を示します。

ⓐ人生の最終段階における医療・ケアの決定プロセスに関するガイドライン

人生の最終段階における医療・ケアの在り方

①本人による意思決定が基本
②本人と医療・ケアチームが話し合う
③意思を推定する者を前もって定めておく
④話し合いを繰り返す（意向の変化に対応）
⑤十分な緩和医療を提供
⑥医療・ケアの中止などは、医療・ケアチームによって、医学的妥当性と適切性をもとに判断する
⑦積極的安楽死は対象としない

（厚生労働省．改訂平成30年3月抜粋）

コメント

これは厚労省の指針であり、法的な拘束力はないものの、国が出した正式な指針として参考にすべきものです。提示されている7点のいずれも治療中止の要件になります。まず、本人の意向を尊重した意思決定を指針は私たちに求めています。②〜④はアドバンス・ケア・プランニングに該当します（→第10章）。そのほかのポイントとその重要性については前節で説明した通りです（→p.121〜122、第9章）。

ⓑ関連学会のガイドライン

次に、複数の医学会が合同作成した2つのガイドラインを示します。ともに、終末期の判断基準と治療中止の手順を示している点が特徴的です。

救急・集中治療における終末期医療に関するガイドライン―3学会からの提言―[8]

- **終末期の定義**
「救急・集中治療における終末期」とは、集中治療室などで治療されている急性重症患者に対し適切な治療を尽くしても救命の見込みがないと判断される時期である。
- **終末期の判断**
  ①不可逆的な全脳機能不全（脳死診断後や脳血流停止の確認後などを含む）であると十分な時間をかけて診断された場合
  ②生命が人工的な装置に依存し、生命維持に必須な複数の臓器が不可逆的機能不全となり、移植などの代替手段もない場合
  ③その時点で行われている治療に加えて、さらに行うべき治療方法がなく、現状の治療を継続しても近いうちに死亡することが予測される場合
  ④回復不可能な疾病の末期、例えば悪性腫瘍の末期であることが積極的治療の開始後に判明した場合
- **患者、家族らの意思の確認**
  ・患者の意思・事前指示に従う。推定意思を尊重する
  ・家族が延命措置の中止を希望するなら、協議し、その減量や終了を選択する
  ・医療チームで判断をする場合には、最善の対応を検討する
- **延命措置についての選択肢**
  ①現状維持と新たな治療の差し控え
  ②治療の減量
  ③治療の終了
  ④患者の苦痛を取るなどの緩和的な措置は継続する
  ⑤筋弛緩薬投与などの手段により死期を早めることは行わない

循環器病の診断と治療に関するガイドライン　循環器疾患における末期医療に関する提言[9]

- 循環器疾患末期に対する基本的な対応
- 終末期の定義
「終末期」とは、循環器疾患の末期状態であり、妥当な医療の継続にもかかわらず、死が間近に迫っている状況を指す。その状態として、循環器疾患において脳機能の回復が困難な状態が考えられる

- ● 終末期の判定

  複数の医師、脳専門医

- ● 家族への説明

  救命困難について理解を得る

- ● 患者の意思の確認

  書面などの事前指示、家族と相談

- ● 処置

  家族の受容が得られれば，家族との協議により、

  ①人工呼吸器，ペースメーカ，PCPS などの治療を行わない

  ②人工透析などの治療を行わない

  ③昇圧薬の増量や呼吸条件の変更などを行わない

  ④水分や栄養の補給を増量しない

  ※ただし薬物の過量投与や筋弛緩剤投与などの医療行為により死期を早めることは行わない

コメント

これらの指針は次の3点を要求しています。

---

①患者が終末期状態にあることを判定しなければならない

②患者本人の意向だけでなく、家族の意向や心理状態なども勘案して意思決定を行う

③治療の差し控え、縮小そして中止は許されるが、積極的安楽死は禁忌である

患者が終末期状態にあることの判定は治療中止の前提ですが、状況依存的あるいは恣意的であってはいけません。我々は普遍性の高い判断を行うべきです。両指針は終末期状態の定義と判定基準を具体的に示しています。目の前の担当患者が救急医療や循環器科診療の範疇に含まれない場合でも、終末期を判断する際の参考資料になるかもしれません。2点目も日本では重要事項です。家族の受容や納得も治療中止の条件と我々は考えるべきです。家族への配慮については、次に紹介する指針が言及しています。

高齢者ケアの意思決定プロセスに関するガイドライン　人工的水分・栄養補給の導入を中心として [10]

AHN（人工的な水分・栄養補給法）の導入と減量・中止をめぐる選択における留意点（抜粋）

1. 患者本人およびその家族や代理人とのコミュニケーションを通した合意形成

1.3　家族の当事者性の度合い

1.5　患者の事前意思・推定された意思のみに依拠しすぎない

1.7　社会的視点からも適切な方針を選択

2. 命についてどう考えるか

2.2　医学的介入によって見込まれる QOL が疑わしいなら、全人的視点に立ったケアを提供する

2.3　延命と QOL が両立しないときには QOL を優先する

コメント

　この指針は、患者本人を介護する家族への配慮について言及し、生命維持（延命）と QOL 保持という 2 つの重要目標を比較している点が大きな特徴です。本質的に医療は患者本人のために行われます。しかし、患者の介護を担当する家族は利害関係者であり、患者への医療の影響を間接的に受けていることを医療者は忘れていけません。そのような家族への対応は、グリーフケアといった情緒的支援だけでなく、家族の心理社会的な事情も意思決定に勘案することを含むはずです。この指針は家族の当事者性を評価する指標として、患者の医療に関する意思決定への積極性や責任感、意思決定が日常生活などにもたらす影響の度合いなどを挙げています。そのような当事者性に応じ、患者と家族の双方にバランスよく配慮した決定を行わねばなりません。

　1.5 については前述の通りで、患者の事前指示や家族によって推定できる意思の内容には限界があることを医療者は認識しておくべきです。したがって、患者の最善の利益についても併せて検討していくことになります。この指針が示すように、命の長さと質（QOL）はいずれも患者にとって重要な利益です。

　2.2 と 2.3 は QOL について述べています。今日の医療は全人的な側面からのアプローチを医療者に要求します。生命の長さや量が唯一の治療目標ではなく、医療者はその質にも配慮しなければなりません。重要な点は、終末期医療ではそれらの目標が相反し得ることです。治療中止は後者つまり QOL を優先するということであり、この指針はその考え方を支持しています。尊厳や最善の利益といった概念も含め、患者の主観的な満足度や客観的指標などから、QOL を慎重に評価し、命の長さを追求する医療とどちらが望ましいか比較しなければなりません（→p.28、第 3 章 四分割表参照）。その答えは一律ではなく、患者の意向、家族の当事者性、医療制度や資源といった諸因子によって患者ごとに変わるはずです。

　また、1.7 も前述の通りです。治療・療養方針決定のプロセスと内容は原則として既存のルールから逸脱すべきではなく、実行不可能あるいは社会通念上容認されない方針が結論となってはいけません。

3 重要な概念と原理

　前の 2 節では治療中止に関する倫理的な諸要件を紹介しました。本節では、それらの理解と適用に関する注意点を説明します。

ⓐ 終末期状態の判定

　病状が進行した患者さんはいつから終末期状態となるのでしょうか？　例えば、日本医師会は平成 20 年の第 X 次生命倫理懇談会答申の中で、「あえて終末期医療の定義をしていない」、「終末期医療は多様であり、患者の状態を踏まえて、医療・チームで判断すべき」と述べています。同じ年に日本学術会議臨床医学委員会終末期医療分科会は、「終末期は急性型、亜急性型、慢性型に分けて考える必要があるほど、各々の終末期医療の内容的差異は大

きい」と報告しています。また、厚労省のプロセスガイドラインでも、終末期の定義がなされておらず、医療チームで判断するものとされています。とりわけ強調したいことは、終末期状態は定義づけが困難で、判定が容易ではない概念ということです。また、全日本病院協会は平成21年に発表したガイドラインの中で、医療者だけでなく患者本人やその家族も病状について納得し、死を予測し対応を考える時期も終末期の条件としています。このように、バイタルサインや検査結果といった客観的指標や予後の予測から一方的に治療中止を検討するのではなく、患者やその家族には十分な情報開示を行い、状況の理解と受容を促すことも重要です。

❺ 治療義務の限界と医学的無益性

　治療が無意味・無益なら、それがもたらす利益と負担・苦痛が釣り合わないから行うべきではないと考えることができるでしょう。医療倫理の無危害原則はそのような考えを支持しますし、日本の裁判所は「適切な治療を尽くし医学的に有効な治療が限界に達している状況に至れば，患者が望んでいる場合であっても，それが医学的に見て有害あるいは意味がないと判断される治療については，医師においてその治療を続ける義務，あるいは，それを行う義務は法的にはない」と述べています（横浜地方裁判所平成14年（わ）第3802号：川崎協同病院事件第一審判決文より）。しかし、その判決では、「どのような段階を無意味な治療とみなすのか？」という疑問も提起されています。お伝えしたいことは、治療が無意味あるいは無益であることの判断は恣意的・状況依存的であることが多く、患者との間には見解の不一致が存在し得るということです。医療者は自分自身の価値判断のみに従って治療方針を決定してよいわけではありません。したがって、我々は無益性という不安定で説得力のない概念に大きく依拠して治療中止を判断するのではなく、ほかの有力な根拠を適用すべきです。既に欧米の識者や学会は医療者に対し、futility（無益性）という言葉を用いず、治療の適切さを医学的な観点だけから評価し、設定した治療目標に向けて努力することなどを求めています[11]。

❻ 意思の推定

　患者の意向を尊重することは日本の終末期医療の最重要事項です。しかし、終末期状態となり、治療中止について検討することになった患者さんの多くはもはや十分な意思決定能力を保持しえず、意向を表明できないことが多いと思います。そのような場合、患者本人の意思を推定することを医療者は要求されます。意思の推定では、診療録の記載や家族・友人らの記憶から確認できる過去の発言、治療に関する意向に関する事前指示は重要な証拠となり、医療者はそれらを尊重すべきでしょう。一方、このようなプロセスには限界があることも医療職は認識しておくべきです。推定される患者の以前の意向や見解は適切な情報開示と熟考に基づくものなのか、最新の医療事情にも通用するのか吟味する必要があるでしょう。また、内容が曖昧で、解釈が難しい場面があるかもしれません。

　一般に患者の意思の推定は家族などの代行判断者とともに進めていくことになります。治

療中止がもたらす心理的・感情的な負担は大きいから、医療者は代行判断者に意思決定を一方的・全面的に任せず、共同的な態度で意思決定を支えるべきでしょう。代行判断者による意思の推定が容認される条件としては、代行判断者が患者本人の性格や価値観をよく知っていること、十分な情報開示を受け正確に認識していることが挙げられます。また、患者本人の意向と代行判断者の意向が異なる場合があることも意思を推定する際の留意点です。家族などの代行判断者と患者の価値観が異なる、あるいは家族に利益相反が存在するなら、患者の立場に立った代行判断が困難になるかもしれません。無論、医療者は患者の意向の尊重や利益を前提に意思決定を進めるべきです。

ⓓ 家族の当事者性

　家族は様々な義務感から、終末期状態を迎えた患者さんの介護を献身的に努めるでしょう。しかし、時に患者本人と家族の利益は競合します。また、日本には意思決定の主体は患者個人ではなく家族であるといった見解も存在します。医療者はどちらの利益や見解を優先すべきでしょうか？　今のところ、両者の適切なバランスを見出すための定式は存在しません。治療中止が患者本人に対する虐待とみなされることがあってはいけません。一方で、治療の実施や継続が家族からの搾取にならぬよう医療者は配慮することも求められます。

ⓔ 最善の利益と quality of life（QOL）

　「最善の利益」は、事前指示がなく意思の推定が不可能な状況で適用される概念になります。生命倫理学においてその概念は研究されてきましたが、最善の利益概念は曖昧で、過度に要求的といった見解もあり、確固たる定義があるわけではありません。四分割表で有名なジョンセンの教科書では、最善の利益は理性的な人間が選択すると考えられる QOL と説明されています[12]。QOL については多くの研究から様々な評価・測定尺度が考案されていますが、我々はどの尺度や説明を採用すべきでしょうか？　そのような解明あるいは特定が困難な概念に基づいて治療中止を判断しなければならないことは医療者にとって大変なストレスですが、患者を危害や苦痛から適切に保護し、判断や行為に方向性を与える点においては必要なアプローチになるでしょう。最善の利益や QOL の評価では多くの項目を勘案・比較衡量することが求められますが、生命医療倫理の資料を見渡す限り、年齢や病名だけでなく、尊厳、自由やプライバシーといった重要項目、快適さや苦痛といった患者の主観的な経験、医療者による客観的評価、患者の近親者の見解などが考慮すべき事項になっています（→p.28、第 3 章 四分割表参照）。

ⓕ 問題のある区別：中止と差し控え、通常の治療と通常でない治療

　「一度始めた治療は中止できない」といった意見が医療現場には存在し、治療中止のほうがその差し控え（開始しない）よりも負担やリスクが大きいと感じる医療者は少なくないと思

います。しかし、欧米の生命倫理学の議論は、両者には相違がないという結論に収束しているようです。両者の相違点は行為の内容だけであり、患者が尊厳ある死を迎えるという点において両行為の意図と結果は共通しています。また、人工透析を継続しない場合など、中止と差し控えのどちらか区別できない状況も存在するため、道徳的には大差がないと考えることもできます。

また、「人工呼吸器だけは絶対に中止できない」といった意見が医療現場に存在するかもしれません。しかし欧米の生命倫理学の議論は、絶対に中止できない治療など存在しないという結論に至っています。治療中止に関しては関連するガイドラインを参照して慎重に行うことは言うまでもありませんが、ある治療を続けるべきか止めるべきかの判断は、それが個々の患者にもたらす利益や負担に基づいて下されるべきです。

ⓖ 過少医療の回避

最後に、過少医療について注意を促したいと思います。終末期医療に関する日本社会の理解や整備が進み、患者の尊厳を損なうような生命維持治療を我々が行わない場面は増えたかもしれません。その一方で、命を救うことは医療の本質であること忘れてはいけません。例えば、2017年に日本集中治療医学会はDNAR指示（心肺蘇生をしない指示）の濫用について報告しています。DNAR指示によって心肺蘇生とは無関係の治療まで中止される事態が発生しており、救命努力の放棄が危惧されるという内容です[13]。治療中止を検討する際には、救命・SOL（sanctity of life、命の尊さ・長さ）と平和な死・QOLといった価値の競合を自覚する必要がありますが、常に後者が良いわけではありません。雰囲気や情緒から安易に治療中止を選択するような態度は不適切であり、細やかで理性的な考察や話し合いが展開され、患者の利益につながる治療や苦痛緩和・除去のための措置は積極的に提供されるべきです。

まとめ

本章でこれまでに紹介した情報は限定的ですが、終末期医療における治療中止が倫理的に行われるための要件を網羅できるよう選別しました。治療中止の手続きは決して単純ではなく、多くの当事者によって慎重に判断される必要があります。医療者と患者、家族の間で合意が得られない場合には、倫理コンサルテーションを依頼して助言を求めることも考えるべきでしょう。

最後に本章のまとめとして、筆者が考える治療中止の倫理的要件をリストにします。

- 個人ではなく、チームで対応・検討する
- 医学的に適切な治療と検査を行い、十分な緩和医療を提供したうえで決定する
- アドバンス・ケア・プランニングを可能な限り導入しておく
- 患者が終末期状態であることを判定する
- 公的な指針などが示すプロセスに従って意思決定を進めていく

- 患者の意向を確認あるいは推定し、その内容は治療中止に反しない

- 患者の最善の利益やQOLを評価し、治療の効果はそれらを実現・向上させない

- 治療の無益性を一方的に判断せず、治療中止の主な根拠にしない

- 家族の理解を得て、その当事者性にも配慮している

- 治療中止は過少医療につながらない

参 考 文 献

1）資料集 生命倫理と法編集委員会. 新版資料集生命倫理と法，太陽出版，2004.

2）李啓充. 続アメリカ医療の光と影. 医学書院，2009.

3）Global Health and Human Right Database A free online database of health and human right law.
https://www.globalhealthrights.org/health-topics/health-care-and-health-services/airedale-nhs-trust-v-bland/（最終アクセス日：2020年6月10日）

4）British Medical Association. Medical Ethics Today 3rd edition. Wiley-Blackwell. London. 2012. pp. 444-445.

5）Bernat, Ethical Issues in Neurology, LWW, 2008.（中村裕子，監訳. 臨床家のための生命倫理学. 倫理問題解決のための実践的アプローチ 第2版. 協同医書出版社，2007. p. 271）

6）LEX/DBインターネット，東京高裁判決における「事案の概要」.
http://lex.lawlibrary.jp/lexbin/ShowSyoshi.aspx?sk=635936409403133076&pv=1&bb=28135232
（最終アクセス日：2020年6月10日）

7）LEX/DBインターネット，横浜地裁判決における「事案の概要」.
http://lex.lawlibrary.jp/lexbin/ShowSyoshi.aspx?sk=635936401151157961&pv=1&
bb=28025066、（最終アクセス日：2020年6月10日）

8）日本集中治療医学会，他. 救急・集中治療における終末期医療に関するガイドライン―3学会からの提言．2014
https://www.jsicm.org/pdf/1guidelines1410.pdf（最終アクセス日：2020年6月10日）

9）日本循環器学会他. 循環器病の診断と治療に関するガイドライン（2008－2009年度合同研究班報告）循環器疾患における末期医療に関する提言（日本老年医学会平成23年度老人保健健康増進等事業，平成24年3月抜粋）
http://www.j-circ.or.jp/guideline/pdf/JCS2010_nonogi_h.pdf 2010（最終アクセス日：2020年6月10日）

10）日本老年医学会. 平成23年度老人保健健康増進等事業，平成24年3月.

11）Bosslet GT et al. An Official ATS/AACN/ACCP/ESICM/SCCM Policy Statement: Responding to requests for potentially inappropriate treatments in intensive care units. American Journal of Respiratory and Critical Care Medicine. 2015; 191: 1318-1330.

12）Jonsen S, et al. Clinical Ethics: A Practical Approach to Ethical Decision in Clinical Medicine 9th edition. MacGraw Hill, 2022. pp.116 and 122.

13）西村匡司，他. 委員会報告 Do Not Attempt Resuscitation（DNAR）指示のあり方についての勧告. 日本集中治療医学会雑誌. 2017; 24: 208-209.

馬場：諸外国でも、遷延性意識障害の患者さんの呼吸器をどうするか、ということが大きな問題になって、裁判が起きたり、法令が整備されたりしてきたのですね。

亀井：呼吸器や胃ろうなどの生命維持の技術が開発されて、これまで助けられなかった人を助けられるようになったのはよいのですが、反面、全身の機能が低下して回復の見込みがないまま生かされているという人が出てきて、みんなが悩むことになりました。米国などでは、家族が治療中止を求めて裁判を起こして判決が下され、それが基本的な考え方になったわけです。

鶴田：私は、ナンシー・クルーザンさんのドキュメンタリー番組を見たことがあります。ご家族も医療者も弁護士も、悩んでいたのが印象的です。治療を中止するには、本人の意思を示す明らかで確かな証拠が必要ということで、3人の証言があって中止に至ったのですが、生きている人を死にゆかせることを非難する声も大きくて、社会問題にもなっていました。

亀井：連邦最高裁判決が出たのが1990年ですが、米国では生命倫理に関する問題がたくさん出てきて、盛んに議論されていた頃ですね。患者の自己決定権法が1991年に制定されて、本人が望まない治療を拒否することや、事前指示書を作成することが権利として位置づけられました。

鶴田：米国の社会全体が、人が生まれるとは、病気や障がいとともに生きるとは、というところを一生懸命考えて、議論したのですよね。技術の進歩によってもたらされた新たな問題は、これまでの医の倫理では対応できないので、バイオエシックスという学問体系も生まれました。当然、医療者や専門家集団のありようも変わらざるを得なかったんです。

牛山：日本でもさらに議論を深めないといけませんね。人が生きるとはどういうことか、技術をどこまで使うのか、みたいなところは、一人一人が考える問題でもありますし、社会全体でも中心となる価値観を形成する必要があるのではと思います。

（佐藤恵子）

9 生命維持治療の中止：判例とガイドライン

荻野 琴、児玉 聡

学習の目標

● 法的観点から治療中止の問題点を理解する

● 生命維持治療をめぐる主な裁判の内容を理解する

● 治療中止に関わるガイドラインの内容と意義を理解する

亀井：終末期の患者の生命維持治療をどうするかについては、日本でもいくつか事例があり、裁判になったものもあるので、それらについて知っておくことは大事ですね。

馬場：裁判では、米国のように治療を中止してよい要件などは示されたのですか？

亀井：東海大安楽死事件では積極的安楽死の要件だけでなく、治療中止の要件も示されました。ですが、地裁判決のためどのぐらい先例としての拘束力があるかは疑問で、実際に川崎共同病院事件の判決ではこの点が問題になりました。

馬場：医療者としては、責任を問われないためには要件を明確に示してほしいですね。できれば、いわゆる「尊厳死法」もあったほう

が安心できます。

鶴田：でも、要件を示すと、機械的にそれをあてはめて中止されてしまうという懸念もありますよね。厚労省の「人生の最終段階における医療・ケアの決定プロセスに関するガイドライン」では、医療チームで対応することや、本人の意思を確認することなど、踏むべき条件を示していますが、私はこれぐらいでよいように思います。治療中止をめぐる事例を見ていると、医師が単独で行動して、周りの人がそれを問題視したという場合が多いですね。なので、担当するスタッフを含めた複数人の医療者で患者さんの利益は何かを話し合って、治療の継続・中止の方針を決めることができていたらよいのでは、と思います。

（佐藤恵子）

はじめに

　本章では、法的観点から医療の現場における治療中止について考えます。ここまで、本書を読み進めてきて、特に疑問に思われているのは次の3点でしょう。第一に**「治療を中止して患者を死にゆかせると医師は殺人罪に問われるのか」**、第二に**「リビングウィルはどのような法的意味を持つのか」**、そして第三に**「終末期の患者への対応にガイドラインはどのような法的意味を持つのか」**という疑問です。こうした疑問に答えるために手がかりとなるのは、過去に起きた事件の判例と、実際のガイドラインをめぐる議論です。

　そこで、第1節では、はじめに治療中止の刑法上の問題点を明らかにしたうえで、過去に日本で起きた治療中止に関わる事件に裁判所がどのような考えを示してきたのかを紹介します。この作業を通して、第一の疑問と、第二の疑問の答えを見つけることができるでしょう。そして、これまでの判決や数々の事件を受けて策定されてきたのが各種ガイドラインです。第2節では、これらのガイドラインや、それをめぐる議論を紹介することで、第三の疑問に答えます。

1 判例から見る生命維持治療の中止

　生命維持治療の中止には刑法上どのような問題があるのでしょうか。実は、日本の刑法の中には、生命維持治療を中止して患者を死にゆかせることの是非について、明示的な記述はありません。そのため、日本においては、生命維持治療の中止が殺人罪にあたるのかどうかをめぐって、いくつかの裁判の中で緻密な検討が重ねられてきました。そこで本節では、実際に起こった事件の判決を読み解くことで、生命維持治療中止についての法的見解を明らかにしていきましょう。

ⓐ 刑法の仕組みと治療中止の問題点

　実際の判決を見る前に、そもそも医師による治療行為の中止が、刑法上どのように理解されているのか、刑法の仕組みを紐解きつつ確認しておきます。

　まず、日本の刑法における犯罪成立要件について見ると、治療中止を含む何らかの行為が犯罪であると判断されるまでには、次の3つの段階がとられます。**第一段階として「構成要件該当性」、第二段階として「違法性」、第三段階として「有責性」**です。これらの各段階で、当の行為がどのような罪に問われるのか、また、免責される事情がないかなどが判断されます（**図1**）。それぞれについて見ていきましょう。

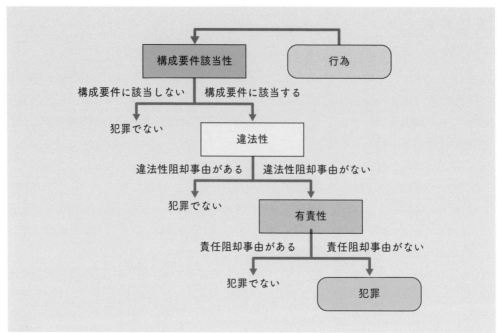

図1 犯罪の成立に関する3要件

　第一段階の**構成要件該当性**では、問題とされる行為が刑法上処罰の対象となる犯罪の構成要件に当てはまるかが判断されます。例えば、故意にナイフで人を刺して殺した場合、この行為は刑法199条殺人罪の構成要件に該当するため、罪状は殺人罪ということになります。

　とはいえ、たとえ問題となっている行為が何らかの犯罪の構成要件に該当していたとしても、直ちに罪に問われるわけではありません。次に、第二段階として、違法性があるかどうか、すなわち正当化できるか否かが判断されます。ここでポイントになるのは、問題となっている行為について、それを行う正当な理由があるかどうかです。もし正当な理由があると判断された場合には、違法性は阻却され、罪には問われないことになります。例えば、ボクシングで人を殴った場合、人を殴るという行為は刑法204条傷害罪の構成要件に該当します。しかし、殴るという行為はボクシングを行ううえでの業務行為であって、正当な行為であると考えられるため（刑法35条）、この行為に違法性はないと判断されます。ほかにも、正当防衛（刑法36条）や、緊急避難（刑法37条。危険を避けるため、やむを得ずした行為）といったことも違法性を阻却する理由となります。

　そして、第二段階で違法性があるとされた場合、第三段階として**有責性**、すなわち問題の行為について、行為者に対して非難が可能かどうかが判断されます。ここでは、行為者の責任能力の有無等が問題となります。例えば、行為者が精神障害により善悪を判断する能力や判断に従って行為する能力を失っていたり、もしくはそうした能力が著しく減退していたりする場合（それぞれ、刑法39条1項の心神喪失者、2項の心神耗弱者）、あるいは14歳未満の場合には（刑法41条の刑事未成年者）、責任能力がないとみなされ、罪には問われません。それゆえ、このような場合には、たとえ構成要件該当性と違法性の両方が認められてい

たとしても、犯罪とはならないのです。以上のように、刑法では3つの段階でもって、問題となる行為が犯罪となるのかを判断するわけです。

さて、実のところ、ほとんどの医療行為は第一段階の構成要件該当性を満たしてしまうと考えられています。それでも医療従事者が罪に問われないのは、第二段階で違法性が阻却されているからなのです。例えば「メスで人の身体を切開する」という行為は、故意に人の身体にメスを入れるということですから、傷害罪の構成要件に該当します。そこで、第二段階として違法性の有無を考えることになります。一般には、**正当な医療行為**であるということが違法性を阻却する理由になります。そして、その医療行為が正当な医療行為であるためには、次の3つの要件を満たしている必要があると考えられています。すなわち、**①医学的適応性（医療行為が患者の生命・健康の維持・増進にとって必要か）、②医術的正当性（治療当時の水準において医学的に認められた方法か）、③患者の同意**、です（→p.34、第4章）。これら3要件を満たしていれば、人の身体にメスを入れる行為も正当な医療行為であると考えられ、違法性は阻却されるのです。

しかしながら、本章の主題である治療中止や、あるいは昨今関心の高まっている安楽死は、必ずしも上記の3要件により正当化できるような行為ではありません。例えば、①医学的適応性では、その医療行為が患者の生命・健康の維持や増進にとって必要かどうかが問題となりますが、治療中止はむしろ治療をしないということですから、この要件を適用することはできません。②に関しても、積極的に治療をすることが前提とされており、治療をしないことや安楽死させることはそもそも医学的に認められているか否かの判断を要しません。そして、③患者の同意をめぐっても重要な問題があります。なぜなら、たとえ患者が希望したとしても、医師が生命維持治療を中止して患者を死にゆかせた場合には、刑法202条同意殺人罪に抵触する可能性があるからです。刑法202条では、死を望む人に対する殺人や自殺に関与する行為を広く処罰対象としています。そのため、患者の同意があったとしても、患者の死につながる治療中止をただちに正当化することは難しいのです。従って、治療中止や安楽死の違法性が阻却されるには、通常の医療行為を正当化する3要件とは別に、これらの行為を正当化するための特別な要件が定められる必要があるのです。これが治療中止が抱える刑法上の問題です。

先にも述べた通り、日本においては、治療中止が抱えるこのような問題について、実際に起きた事件に対する裁判の中で検討が重ねられてきました。次節では代表的な2つの裁判を紹介しながら、治療中止の違法性が阻却されるためには何が必要なのか考えてみたいと思います。

ⓑ 生命維持治療の中止をめぐる裁判

治療中止に関してとりわけ重要な考え方が示された裁判があります。それは**東海大学安楽死事件**（1995年地裁判決）と**川崎協同病院事件**（2005年地裁判決、2007年高裁判決、2009年最高裁判決）をめぐる裁判です。前者では、主治医の積極的安楽死行為が罪に問われましたが、積極的安楽死行為に至る前に行われた治療中止行為の一般的な許容要件についても言及されました[注①]。後者は、主治医の治療中止行為の違法性について、最高裁まで争われ

た、日本における唯一の裁判であるという点でも重要です。本項では、これらの裁判を参考に、治療中止が法的に許されるためには何が必要なのかを明らかにすることを目指します。

　実際の裁判について紹介する前に、いわゆる安楽死と治療中止は異なる問題である、ということを強調しておきます。というのは、先に挙げた東海大学安楽死事件と川崎協同病院事件はいずれも安楽死や治療中止の両方が行われた事件だからです。そのため、両者の違いをはっきり理解しておく必要があります。東海大学安楽死事件判決において示された定義に従えば、**安楽死**とは「回復の見込みがなく、死が避けられない状態にある末期患者が、なお激しいに苦痛に苦しむときに、その苦痛を除去、緩和するために死期に影響するような措置をとること、さらにはその苦痛から免れさせるために積極的に死を迎えさせる措置を施すこと」（横浜地判平成 7 年 3 月 28 日判例時報 1530 号 28 頁）をいいます。また、前者のように苦痛の緩和を目的として行われたケアが結果として死期を早める場合は間接的安楽死、後者のように積極的に死を迎えさせようと、薬剤を投与したりする場合は**積極的安楽死**として、さらに区別されます[注②]。一方、生命維持治療中止については、「治癒不可能な病気に冒された患者が回復の見込みがなく、治療を続けても迫っている死を避けられないとき」に治療を中止すること、あるいは、「無駄な延命治療を打ち切って自然な死を迎えることを望むいわゆる尊厳死」（同上）といった説明がなされています。治療中止は、**尊厳死**、あるいは**消極的安楽死**ともいわれます[注③]。

　以上の区別を念頭に置き、治療中止について重要な考えが示された裁判を振り返ってみましょう。

【東海大学安楽死事件（横浜地判平成 7 年 3 月 28 日判例時報 1530 号 28 頁）】

　はじめに事件のあらましを確認しておきます（→p.99、第 8 章 1-f も参照）。

　事件が起きたのは、1991 年 4 月 13 日のことでした。亡くなったのは多発性骨髄腫を患っていた患者で、診断されてから 1 年が経過していましたが、家族の強い希望により本人には病名も病状も知らされていませんでした。患者の病状は悪化しており、事件の 1 か月前に余命があと 1 か月程度であることが家族に告げられていました。そのような中、4 月に赴任したばかりの医師（当事件の被告人）がこの患者を任されることになります。

　事件が起きた 4 月 13 日、患者は意識のない状態となり、医師は患者の妻と長男から生命維持治療を中止するよう再三要望されます。医師は思い悩んだ末に、①看護師に指示して、患者から点滴、気管内チューブなどを外させました（治療中止・消極的安楽死）。さらに、長男から「いびきが苦しそうでつらい。楽にしてやってほしい」と頼まれ、②死期が早まるかもしれないと認識しながら、いびきを抑えるため、呼吸抑制の副作用がある鎮静剤と抗精神病薬をそれぞ

注①　ただし、横浜地裁はこの許容要件を、判決には関わらない傍論において示しました。そのため、法学者の間には、この要件が将来の判決でどれほど先例として参照されるかは不明であるとの見方をとる人もいます。
注②　医師の行為の種類による分類。積極的安楽死と医師等自殺幇助に分類する考え方もあります。
注③　安楽死、という言葉によって積極的安楽死と混同するおそれがあるため、英語圏では消極的安楽死という言葉よりも生命維持治療の差し控え・中止という表現が使われることが多いです。

れ通常の2倍注射します（間接的安楽死）。しかし、それでも患者の苦しそうな呼吸は止まりませんでした。そして、見かねた家族から「早く父を家に連れて帰りたい」と強く迫られた医師は精神的に追い詰められ、③患者の息を引き取らせようと決意し、心停止を引き起こすことを知りつつ、塩化カリウム製剤を希釈せずに注射して患者を死亡させました（積極的安楽死）。

　以上が本件のあらましです。この事件では、①治療中止（消極的安楽死）、②間接的安楽死、③積極的安楽死という3つの行為がなされましたが、起訴の対象となったのは、このうち③の積極的安楽死のみでした。ただし、横浜地裁は、③の積極的安楽死に関して殺人罪で懲役2年、執行猶予2年という有罪判決を下すとともに、起訴の対象とならなかった①の治療中止や②間接的安楽死も含めて詳細に検討し、それぞれについて許容される要件を示しました。

　それでは、本章の主題である治療中止について、横浜地裁が示した考えと要件がどのようなものであったのかを確認していきましょう。まず、この事件のように患者本人の意思がわからないのに、生命維持治療を中止した場合には、刑法199条殺人罪に問われる可能性があります。ただし、横浜地裁は一定の要件を満たせば、治療中止は許されるとの考えを示しました。なぜ許されるのかといえば、それは第一に、患者に自己決定権があり、そして第二に、医師の治療義務に限界があるからです。第一の**患者の自己決定権**、すなわち自分の生命や身体について何をして、何を拒否するのかを自分で決定する権利については、インフォームド・コンセントの4章でも述べた通り、個人の権利として認められており、医師の説明義務の根拠にもなっていました。横浜地裁もこれを重視し、治療中止の場合であっても、患者自身が利益にならない治療を打ち切り、人間としての尊厳を保って自然な死を迎えたいという場合には、患者の自己決定を尊重すべきであるとしたのです。また、第二の根拠が**医師の治療義務の限界**です。すなわち、患者に迫りくる死を回避させることができず、患者にとって利益にならない医療行為を行うことはもはや医師の義務ではないということです[注④]。横浜地裁は以上の2つの根拠から医師が患者の治療を中止することは許される場合があるとしました。

　ただし、死期を早めるような治療中止が正当な行為として許され、違法性のない行為となるためには、次の3つの要件を満たす必要があります。それぞれ順番に確認していきましょう。

①終末期であること

患者が治癒不可能な病気に冒され、回復の見込みがなく死が避けられない末期状態にあること。

　この要件は、患者がどのような状態であれば治療中止が許容されるかを定めたものです。

注④　このような患者の利益にならない治療について無益性（futility）という言葉を用いることがあります。どのような行為が患者にとって無益であるのかに関しては、第8章（p. 98）で説明されています。

すなわち、治療中止はすべての患者について許されるわけではなく、回復の見込みがなく末期の状態にある場合に限って認められるということになります。ただし、横浜地裁は、**患者の状態を診断する際には、1人の医師で決定せずに、複数の医師によって反復して行うことが望ましい**と指摘しています。また、ある治療行為の中止が**どの程度死期に影響するかによって、中止が認められる状態は相対的に決めてよい**ともされています。つまり、死に対する影響が少ない行為の中止はより早い段階で認められる一方で、死に直結する行為はまさに死が迫った段階に至って初めて中止が許されるというように、グラデーションがあってよいということです。

②患者の自己決定権の尊重

治療行為の中止を求める患者の意思表示が、治療行為の中止を行う時点で存在すること。

これは患者の自己決定権の尊重に関わる要件です。ここでの患者の意思表示は、患者自身が自分の病状や治療内容、将来の予想される事態などについて、十分な情報を得て正確に認識し、真摯に考えたうえで行われる必要がある、とされています。ここでも、病名の告知やインフォームド・コンセントの考え方が重要になるということです。また、**中止を検討する段階で患者の意識がないなど、明確な意思表示が存在しないときには、患者の「推定意思」によって治療を中止することが許される**と考えられています。

では、患者の推定意思はどのように確認すればよいのでしょうか。患者の推定意思を認定する場面は次の2つのケースに分けられます。1つは患者が文書や口頭によって意思表示をしていたケース、もう1つは患者の事前の意思表示が何ら存在しないケースです。

1つ目のケースから見ていきましょう。もし、**患者が自分の病状や治療内容、将来の予想される事態について十分に認識し、考えたうえで、事前に文書や口頭で意思表示をしていた場合は、それを推定意思を認定する有力な証拠と考えることができます**。ここで、本章の最初に述べたリビングウィルの法的位置づけを理解することができます。すなわち、医師から適切な説明を受けた後に書かれたリビングウィルは、患者の推定意思を認定するうえで法的にも非常に有用なのです。ただし、先にも述べた通り、患者が十分な情報と理解のもとで意思決定することが求められるため、意思表示があまりにも前になされたものである場合や、その内容が漠然としたものに過ぎない場合には、次に見る2つ目のケースのように、家族の意思表示によって補うことで、患者の推定意思を認定する必要があります。

2つ目のケースは、患者の事前の意思表示が何ら存在しないケースです。このようなケースでは、**患者のことをよく知っている家族の意思表示から患者の意思を推定することが許されると考えられます**。ただし、次の3点に注意することが必要です。第一に、家族の意思表示は「患者だったらどう判断するか」を真摯に考えたうえでなされなくてはなりません。そのため意思表示をする家族が、患者の性格、価値観、人生観などについて十分に知り、患者の意思を適確に推定できる立場にあることが必要です。第二に、家族には患者の病状、治療内容、予後等について、十分な情報と正確な理解を持っていることが求められます。そして第三に、家族の意思表示を患者の意思とみなしてよいかどうかを判断するために、医療者側

においても、患者、家族との話し合いや意思疎通に努めることが必要です。それにより、患者の考えや態度だけでなく、家族との関係がどのような状態かについても情報を収集し、よく理解しておくことが求められています。

③治療中止の対象となる措置

どの措置をどの時点で中止するかは、死期の切迫の程度、当該措置の中止による死期への影響の程度などを考慮して、医学的にもはや無意味であるとの適正さを判断し、自然の死を迎えさせるという目的に沿って決定されること。

3つ目の要件は、医師の治療義務の限界と関わるもので、どの措置をいつ中止するのかについてさらに定めています。まず、**中止を検討してもよいとされている治療措置は、薬物投与、化学療法、人工透析、人工呼吸器、輸血、栄養・水分補給など、疾病を治療するための治療措置や、対症療法である治療措置、そして生命維持のための治療措置などすべてが対象**となります。また、いつ中止するのかに関しては、1つ目の要件でも述べられていた通り、死期の切迫度や、その治療の中止がどの程度死期に影響するのかなどを考慮したうえで、**医学的に有益ではないと判断されることが必要**です。

以上が東海大学安楽死事件において横浜地裁が示した治療中止が許容されるための3要件です。東海大学安楽死事件では、治療中止（点滴・気管内チューブなどの抜管）については起訴されず、直接的に法的判決が下されたわけではありませんでした。しかし、横浜地裁は判決文の中で、治療中止の3要件を示したうえで、当事件がそれを満たしていたのかも検討しています。

判決では、当事件における治療中止は、2つ目の要件である患者の意思、あるいは推定意思について認めることができず、要件を満たしていないと結論されました。まず、患者は病名や病状、予後などについて説明されておらず、本人が明確な意思表示をできる状態ではありませんでした。次に、家族が患者の意思を適切に推定できる立場にあったか、また医師がそれを判断できたかという点に関しても否定しています。本件では、特に治療中止の大きな動機となる患者の苦痛（既に意識も疼痛反応もなく、点滴、フォーリーカテーテルに痛みや苦しみを感じる状態になかった）に関して、家族自身は正確に認識できていなかったと判断されました。また、被告人となった医師は赴任してから日が浅く、家族の意思表示が患者の意思を推定するのに十分かどうか判断できる立場にはありませんでした。そのため、要件は満たしていないとされたのです。

ここまで、東海大学安楽死事件を紹介することを通して治療中止に関して横浜地裁が示した要件を確認してきました。本判決は、その後に起きた事件の裁判やガイドラインにおいて、また、終末期の生命倫理を考えるうえでもしばしば引用され、重要な役割を果たしてきました。判決の中では、本章の主題ではないものの、間接的安楽死や積極的安楽死が一般的に許される要件についても検討されていますので、これについては 表1 にまとめておきます。

さて、東海大学安楽死事件判決を通して横浜地裁が示した立場は、3つの要件を満たせば、治療中止の違法性は阻却されるというものです。ただし、本事件は下級審で決着がつい

たケースであり、もし最高裁まで争われていたら、異なる結論に至っていた可能性もあります。そこで次項では治療中止に関して最高裁まで争われた川崎協同病院事件について紹介し、東海大学安楽死事件判決の見解は支持されるのか、治療中止を許容するための要件についてさらに考えます。

表1 横浜地裁判決が示した、間接的安楽死と積極的安楽死の定義と要件

方法	定義	要件
間接的安楽死	苦痛を除去・緩和するための措置をとるが、それが同時に死を早める可能性あり。治療型	①患者に耐え難い激しい肉体的苦痛が存在すること ②患者について死が避けられず、かつ死期が迫っていること（積極的安楽死より、切迫性は低くてもよい） ③について、明示のものはもとより、患者の推定的意思（家族の意思表示から推定される意思も含む）でも足りる
積極的安楽死	苦痛から免れさせるため意図的に死を招く措置をとる	①患者に耐え難い激しい肉体的苦痛が存在すること ②患者について死が避けられず、かつ死期が迫っていること（高度な切迫性が必要） ③患者の肉体的苦痛を除去・緩和するための方法を尽くし、ほかに代替手段がないこと ④生命の短縮を承諾する患者の明示の意思表示が存在すること

※現在は1991年当時と比べて、がん告知が珍しいことではなくなったことに加え、緩和ケア技術が進歩し広く行われるようになっている。緩和ケア技術の発展を持ってしても取り除くことのできない苦痛が存在するということは指摘されているものの、積極的安楽死が許容される要件である「耐え難い激しい肉体的苦痛」が「除去・緩和できない」状況は少なくなっているという点に注意する必要がある。また、横浜地裁判決では、患者が抱える苦痛は肉体的苦痛には限られず精神的苦痛や実存的苦痛があることも、言及されなかった。

【川崎協同病院事件】

ここでは、治療中止について最高裁まで争われた川崎協同病院事件について、まずあらましを紹介し、それから治療中止にどのような法的問題があるのか見ていきましょう（→p.98、第8章1-eも参照）。

事件が起きたのは1998年11月16日のことです。被告人となったベテランの医師は本件で死亡した患者を1985年頃から担当していました。患者は喘息を患っており、1998年11月2日、気管支喘息重積発作を起こして心肺停止の状態で川崎協同病院に運ばれました。患者は救命措置によって蘇生し、気管内チューブを挿管したままではあるものの、自発呼吸ができるようになりました。しかし、重度の低酸素性脳損傷により昏睡状態を脱することはできませんでした。そのため、医師は11月4日には「9割9分は植物状態」などと患者の意識が回復する可能性は低いことを家族に説明していました。さらに、患者は重度の気道感染症と敗血症も合併していました。事件が起きた11月16日、医師は患者の妻から「みんなで考えたことなので抜管してほしい」などと言われ、集まった家族を前に、①患者に自然の死を迎えさせるためとして気管内チューブを抜管します（治療中止）。その後、患者が身体をのけぞらせ、苦悶様呼吸を始めたため、鎮静剤のセルシン®やドルミカム®を投与しましたが、症状はおさまりませんでした。さらに、②医師は准看護師に指示して筋弛緩剤であるミオブロック®を投与し、患者はその日のうちに死亡しました（積極的安楽死）。

以上が本件のあらましです。川崎協同病院事件では、先の東海大学安楽死事件とは異なり、抜管行為という①治療中止と、ミオブロック®の投与という②積極的安楽死の両方で起訴されました。しかし、最高裁まで主な論点となったのは、最初に行われた抜管行為、すなわち治療中止についてです。そのため、**本件は日本で初めて治療中止について最高裁が判決を下した事件**となりました。いずれの判決も医師を殺人罪で有罪としたものの、治療中止に関する考え方について、下級審と控訴審では重要な点で異なっています。以下で詳しく確認しましょう。

第一審　横浜地判（平成 17 年 3 月 25 日最高裁判所刑事判例集 63 巻 11 号 2057 頁）

　まず、第一審の横浜地裁判決は、治療中止は一般的に、回復の見込みがなく死が差し迫っていることを前提として、患者の自己決定権と医師の治療義務の限界を根拠に許されるとしました。基本的に、東海大学安楽死事件判決で示された論理を踏襲していると解されています[1]。

> **①患者の自己決定権の尊重**
> 　回復の見込みがなく、死が差し迫っていることを前提に、患者が自己の状態について正確に理解し判断能力を持っており、十分な説明と情報を得たうえで任意かつ真意に意思表明していること。患者が意思表明できないときは、リビングウィルや同居家族などによる患者の意思推定を認める。患者の真意が不明であるときは、患者の生命保護を優先する。
> **②医師の治療義務の限界**
> 　医師ができる限り適切な治療を尽くし、医学的に有効な治療が既に限界に達している状況があること。この要件が満たされれば、患者が治療継続を望んでも、治療を行う法的義務はなく、その中止などが認容される。

　上記は、第一審が示した、治療中止が許容されるための根拠です。横浜地裁判決では、これらの根拠が、それぞれ単独で治療中止を正当化する場合があることを認めており、この点が特徴的であるという指摘もあります[2]。川崎協同病院事件では、これらのいずれも満たされていないとして、第一審では殺人罪で懲役 3 年、執行猶予 5 年の有罪判決が下されます。

控訴審　東京高判（平成 19 年 2 月 28 日最高裁判所刑事判例集 63 巻 11 号 2135 頁）

　控訴審では、東海大学安楽死事件判決とそれを踏まえた第一審とは異なる見解が示されます。抜管が家族からの要請であることは否定できないとして、原判決を破棄して被告人の医師を懲役 1 年 6 か月、執行猶予 3 年の有罪とし、第一審で示したような根拠を提示することはしませんでした。さらに、治療中止を許容するための根拠とされていた、患者の自己決定権と医師の治療義務についても、解釈上の限界があり、いずれも治療中止を適法とすることができないとしました。つまり、**現状の法律では、どのように解釈しても治療中止の違法性を阻却するための要件を定めることはできない**ということです。東京高裁は以上の見解を示したうえで、治療中止の問題は社会で広く議論し、**尊厳死法の制定や、これに代わるガイドラインの策定など**が必要であると述べ、立法府による解決を促しました。

上告審　最判（平成 21 年 12 月 7 日最高裁判所刑事判例集 63 巻 11 号 1899 頁）

　上告審では、治療中止が許される根拠や要件について明確に示されることがないまま、上告が棄却され有罪が確定しました。ただし、判決文においては、本件の抜管行為が、医師の治療義務の限界に達していたわけでも、患者の意思、ないし患者の推定意思に基づいていたわけでもないとして、法律上許される治療行為にはあたらないとしています。こうした見解は、第一審で示された自己決定権と医師の治療義務の限界という理論に立脚しているようにも見えます。ただ、これらの根拠で十分なのか、また要件に過不足はないのかといった点に関しては判断が示されていません。とはいえ、「法律上許される治療行為にはあたらない」ということは、裏を返せば「法律上許される治療行為はある」とも考えられます。そのため、法学者の中には、最高裁の判決は法律上許される治療中止があることを当然の前提としているのだ、という見方をとる人もいます[3]。

　ここまで川崎協同病院事件をめぐる裁判において、治療中止が許されるための条件についてどのように議論されてきたのかを明らかにしてきました。第一審では東海大学安楽死事件判決が踏襲され、治療中止は、患者の自己決定権と医師の治療義務の限界を根拠に認められるとしました。しかし、控訴審は、第一審のアプローチを批判し、いずれのアプローチによる解釈も治療中止を適法とするには限界があるとしました。そのうえで、尊厳死法の制定やガイドライン策定の必要性を指摘しました。

ⓒ 生命維持治療の中止は許されるのか

　前項では、生命維持治療の中止が法的にどのように考えられるのか、そして治療中止は許されるのかについて、2 つの重要な裁判を通して紹介しました。以上を踏まえ、冒頭で示された 2 つの疑問について一応の答えを考えてみたいと思います。

　1 つ目の疑問は「治療を中止して患者を死にゆかせると医師は殺人罪に問われるのか」というものでした。これに対する答えは、川崎協同病院事件判決を踏まえると、「基本的には殺人罪に問われるが、一定の要件を満たしていれば、違法性は阻却され、許される」となります。ただし、治療中止がどのような要件を満たせば法的に許されるのか、許されるとしたらどのような根拠によるのかという点は、東海大学安楽死事件判決と川崎協同病院事件の地裁判決で具体的に示されたものの、川崎協同病院事件の高裁判決では否定されました。また、その後の上告審でも、最高裁は具体的な要件や根拠を示すことはありませんでした。そのため、これらの点は未解決となっています。

　2 つ目の疑問は、「リビングウィルはどのような意味を持つのか」でした。リビングウィルは、東海大学安楽死事件判決と川崎協同病院事件の地裁判決において、患者の意思を推定するために有力な証拠であると考えられました。ただし、リビングウィルが必要な説明を受け、十分な情報をもとに作成されたものであるかは確認する必要があります。もしも、リビングウィルがかなり昔のものであったり、必要な支援を受けて書かれたものではなかったりする場合には、家族など、患者のことをよく知っている人の意見を参考にして患者の意思を推定することになります。

本節では、実際の事件をめぐる判決からどのような要件を満たせば治療中止が許されるのかについて考えてきましたが、裁判によってこの問題が完全に解決されたわけではありませんでした。しかし、医師が起訴されて、裁判で争われた事件がある一方で、同じ時期に生命維持治療の中止をめぐる数々の事案がニュースになっていました。こうした状況の中、尊厳死法やガイドラインを作る議論が活発化することになります（ 表2 ）。そして2007年、厚生労働省によって初めてガイドラインが策定されました。そこで、最後にこれらのガイドラインが法的にどのような意味を持つのかについて考えてみたいと思います。

表2　終末期医療にかかる事件・事案とガイドライン策定に至る検討状況

1989年6月	厚生省（当時）「末期医療に関するケアの在り方の検討会」報告書
1991年5月	東海大学安楽死事件発覚
1992年3月	日本医師会「『末期医療に臨む医師の在り方』についての報告」
1993年8月	厚生省（当時）「末期医療に関する国民の意識調査等検討会」報告書
1995年3月	東海大安楽死事件判決
1998年6月	厚生省（当時）「末期医療に関する意識調査等検討会」報告書
2002年4月	川崎協同病院事件発覚（事件自体は1998年11月）
2004年2月	北海道立羽幌病院の治療中止事案（不起訴）
2004年7月	厚生労働省「終末期医療に関する調査等検討会」報告書
2005年3月	川崎協同病院事件第一審判決
2006年2月	和歌山県立医大病院の治療中止事案（不起訴）
2006年3月	射水市民病院の治療中止事案発覚（不起訴）
2007年2月	川崎協同病院事件控訴審判決
2007年5月	厚生労働省「終末期医療の決定プロセスに関するガイドライン」（2018年3月改訂）

2 関連するガイドラインについて

　前節までに見たように、1990年代から2000年代にかけて医師の治療中止行為が社会問題化したり報道されたりするケースが相次いで発生しました。そのため、治療中止の判断に関して、個々の医師に任せるのではなく、一定の条件や指針を示したガイドラインを整備するよう求める声が医療界を中心に高まっていました。そうした声を受けて2007年頃からいくつかのガイドラインが策定されることになります。本節では、まず、重要なガイドラインの特徴と、法的な観点からなされた批判や議論を確認します。次いで、現在ガイドラインが法的にどのような位置づけにあると考えられるのかを明らかにします。

ⓐ いくつかの重要なガイドラインの特徴と論点

厚生労働省「人生の最終段階における医療・ケアの決定プロセスに関するガイドライン」[注⑤]
（第8章2-a、巻末付録参照）

　このガイドラインは、2007年5月に厚生労働省によって策定された国内で初めてのガイドラインです。以降、名称変更や内容の改訂が重ねられてきました。ガイドラインの策定、改

訂にあたって目指されたのは、法に過剰な関心を向けるのではなく、「個々の具体的な患者、かけがえのない個人に配慮する医療」を実現することです[4]。そのため、判断を画一的にするような明確なルールや具体的な手続きが定められているわけではありません。あくまでも、患者が自分の人生の最終段階をどのように過ごすのか決めるために、医療・ケアチームが経るべきプロセスが定められています。

　また、本ガイドラインでは、次の4つのポイントが重要であるとされています。すなわち、「①医師単独ではなく、医療・ケアチームで対応すること、②本人の意思を尊重し、本人と家族・ケアチームが徹底した合意主義によって意思決定をすること、③緩和ケアを充実させること、④ACP（advance care planning）を推進すること[5]」、以上の4点です。

　このガイドラインに特徴的なのは、治療中止を許容するための判断基準や要件といった実体的な基準は示されず、治療方針の決定に至るまでに踏むべきプロセスについて定めているということです。この点で、下記の救急・集中治療における終末期に関するガイドラインとは性質を異にしています。また、救急医療の現場に比べると患者や家族と話し合う時間がとれることから、患者の自己決定に重きを置き、患者が意思決定できるように必要な支援をチームで行うことが目指されている点も特徴的といえるでしょう。

　しかし、このガイドラインにも様々な批判があります。とりわけ法的に重要な批判は、ガイドラインに刑法上の違法性が阻却されるような、実体的な基準や要件が示されていないため、これに従っても医師が免責されるとは限らないのではないかというものです。この批判に対して、ガイドラインの策定にあたり検討会の座長を務めた樋口範雄氏は次のように反論しています。「まず、そもそも厚生労働省のガイドラインには厳密な法的拘束力はないため、これによって刑法の適用を限定することはできません。ただし、このガイドラインが"国の指針"であることも確かです。よって、これを遵守して、患者のための医療の在り方について慎重な決定プロセスを踏んでいれば、間接的にではあれ、警察介入の恐れへの十分な対処となると考えられます。加えて、刑事責任を免責するような実体的な要件を定めることには弊害もあります。それは、医療現場でガイドラインの文言が硬直的に解釈され、画一的に適用されることで、一種の思考停止が起こることです。それゆえ、医師が目の前の患者を診ずに、明確に定められたルールや法ばかりに気をとられるといった事態を避けるために、プロセスを定めたガイドラインが策定されたというわけです」[6]。

日本老年医学会「高齢者ケアの意思決定プロセスに関するガイドライン　人工的水分・栄養補給の導入を中心として」（第8章2-b、巻末付録参照）

　このガイドラインは、厚生労働省の「終末期医療の決定プロセスに関するガイドライン（当時）」を踏まえて、とりわけ高齢者の人工的水分・栄養補給の導入や、中止についてどのよう

注⑤　本ガイドラインは2007年に「終末期医療の決定プロセスに関するガイドライン」という名称で策定された後、2015年に名称変更が行われ、「終末期」が「人生の最終段階」と変更されました。2018年には、ACPの概念を盛り込み、医療だけなく介護の現場での活用を想定した大きな改訂が行われ、対象を「医療」だけでなく「ケア」にも拡大しました。

に判断したらよいのかを示したガイドラインです。このガイドラインは、生命維持により患者本人にとってよい人生が当面続くことを第一に目指しています。しかし、人工的水分・栄養補給が患者の人生にとって益とはならず、その達成が困難である場合もあります。そして、そうした場合に目指すべきは患者本人が残された時間をできるだけ快適に過ごせることであるとされています。それゆえ、医療チームと患者、あるいは家族が話し合ったうえで、人工的水分・栄養補給を差し控えたり、中止したりすることも1つの選択肢として考えられています。

　このガイドラインは治療中止を許容するものですが、先のガイドライン同様、必ずしも刑法の適用を制限するものではありません。ただし、ガイドラインの末尾には、これに賛同する法律家の名前がリストになって挙げられており、その中には、元あるいは現最高裁判事の名前も見られます。彼らは、医療従事者がこのガイドラインに従って、意思決定プロセスを進めたうえで方針を定め、実行した場合には、「司法が介入することは、実際上はあり得ず、あるとすれば極めて不適切である」[注⑥]という点に同意しています。治療中止も許容している「高齢者ケアの意思決定プロセスに関するガイドライン」が、法律家によっても支持されているという点は、ガイドラインの法的位置づけを考えるうえでも重要であるといえます。

日本救急医学会、日本集中治療医学会、日本循環器学会「救急・集中治療における終末期医療に関するガイドライン」（第8章2-b、巻末付録参照）

　このガイドラインは、2007年11月に日本救急医学会が策定した「救急医療における終末期医療に関する提言（ガイドライン）」を雛型にしたものです。その後2014年に日本集中治療医学会と日本循環器学会が加わり、3学会が合同で「救急・集中治療における終末期医療に関するガイドライン」を発表しました。上で見た厚生労働省のガイドラインや、日本老年医学会のガイドラインなどとは別に、日本救急医学会が独自のガイドラインを発表したのは、救急医療の現場には、救急医療特有の困難があるからです。

　救急医療が直面する困難について、救急医学を専門とする安炳文氏は以下のように分類しています[7]。

---

1. 意識障害があり患者の意思が十分に確認できないことがある。
2. 患者や家族の希望が事前に話し合われておらず、治療中止などに関して意思決定ができていない。
3. 家族が救急医療の現場に不在であったり、連絡がつかないケースがある。
4. 緊急性が高く十分に説明を尽くしたり、意思決定を行うための時間がない。
5. マンパワー、器材、ベッドなど、医療資源が不足している。

注⑥　平成24年6月27日, 社団法人日本老年医学会,「高齢者ケアの意思決定プロセスに関するガイドライン　人工的水分・栄養補給の導入を中心として」, Appendix2,

これら救急医療に特有の困難に対処するために、当ガイドラインが策定されたのです。また、ガイドラインの策定にあたっては、実際に「患者や家族を目の前にしたときに使える、具体的なものさし」を示すこと、そして、単に家族が納得すればよいというだけでなく、医療のプロフェッショナルとして、患者の利益を中心に据えることが目指されました[8]。

そのため、当ガイドラインには次のような特徴があると考えられます。まず、終末期の定義（→p.103、第8章2-b）や、どのように治療を中止するかについて、比較的明確で具体的な基準、ものさしが示されています。この点は、プロセスを定めるにとどめた厚生労働省のガイドラインと対照的です。また、患者の意思が確認できない場合に、患者の最善の利益について医療チームがプロフェッショナルとして下した判断を重視する側面もあります。それゆえ、医療チームの判断と家族の意思が異なる場合には、家族の総意を確認し対応しつつも、継続的に患者の状態を平易な言葉で説明し、理解を得るよう努力することとされています。そして、最後に、そのほかのガイドラインと比べて、医師の治療義務の限界から治療中止を許容する傾向があるといえます。

ただし、このガイドラインに対しては批判もあります。刑法学者の町野朔氏は、ガイドラインが定める終末期の定義が広すぎるために、「横浜地裁判決（東海大学安楽死事件判決における治療中止の許容3要件）と衝突してしまう」と指摘しています[9]。また、横浜地裁判決では、患者の意思か推定意思がなければ治療中止を行うことはできないとされていますが、先にも述べた通り、実際の救急医療の現場では患者の意思だけでなく推定意思さえ確認できないケースが少なくありません。この場合、ガイドラインでは、医療チームが終末期の判断をした後、家族らと十分に話し合い、患者にとっての最善の対応をとることを基本にする、と述べられています。そのうえで、家族が治療中止を望んでいる場合は、患者にとっての最善の対応という基本原則に従って家族と話し合い、治療の減量や終了を選択することとされているのです。こうした点も東海大学安楽死事件判決や川崎協同病院事件横浜地裁判決の要件・根拠からは逸脱するものと考えられます。これらの離齬を法的にどのように評価するべきかについては、定まった見解がないというのが現状です。

ⓑ ガイドラインの法的位置づけ

ここまで、各種ガイドラインの特徴と、これらをめぐる議論を紹介しました。以上を踏まえて、冒頭で挙げた最後の疑問、「終末期の患者への対応にガイドラインはどのような意味を持つのか」という問題にどのように答えられるかについて考えてみたいと思います。先にも指摘された通り、ガイドラインは直接的に刑法の適用を制限するような法的拘束力は持ちません。しかし、これらは国や然るべき機関が示した指針であり、司法はこれを尊重するものと考えられます。そのため、2007年に厚生労働省のガイドラインが初めて発表されてから、ガイドラインに則った生命維持治療の中止が大きな社会問題になったことはありません。実際、2016年と2017年にNHKにおいて、治療中止の現場を映した番組内で、人工呼吸器を外す場面も放映されましたが、報道チームや関与した医師が起訴されたり捜査されたりすることはありませんでした。また、先に述べたように、川崎協同病院事件の最高裁判決が「法律

上許容される治療中止」があることを前提としていると考えられることからも、ガイドラインに則って行われた治療中止であれば、警察や法的な介入が行われることは事実上ないとという法学者の意見もあります[3]。

まとめ

　本章では、法的観点から医療の現場における治療中止について考えました。第1節で見たように、治療中止は然るべき要件を満たしていない場合、刑法上の殺人罪に問われることがあります。しかし、どのような要件が必要であるのかについて司法は確定的な基準を示していません。そこで重要になるのが各種ガイドラインです。第2節では、ガイドラインが法的にどのような位置づけにあるのかについて確認しました。各種ガイドラインは必ずしも法的拘束力を持つものではありません。ただし、その策定にあたっては、これまでの裁判も踏まえて、多くの法学者、医療関係者、倫理学者による幅広い議論が行われました。そしてこれらは国や各学会の示した指針でもあります。そのため、各種ガイドラインに則って、然るべきプロセスを踏んだ後に治療中止が行われる場合には、司法が介入することは事実上ないといえるでしょう。

　とはいえ、言うまでもなく、ガイドラインの重要性は、法的な責任を免れるために役に立つということだけではありません。一番大切なことは、患者がよりよく人生の最終段階を過ごすことでしょう。各種ガイドラインはこれを実現するために必要な手順を定めています。

　最後に、医療・介護の現場においても有効と考えられるこれらのガイドラインをどう活用するかという課題があることも指摘しておきたいと思います。実際に、厚生労働省の意識調査（2017年）[10]では、亡くなる患者を担当する頻度が1か月に1人以上の医療介護従事者の中で、厚生労働省のガイドラインを参考にしていると回答した人の割合は医師・看護師で約4割、介護職員では3割にとどまっています。日本老年医学会のガイドラインについては、医師・看護師の1割未満、介護職員の1%、救急・集中治療3学会の提言については、医師・看護師の3〜6%でした。さらに、いずれのガイドラインも知らないと回答した人は、医師で2割、看護師で3割、介護職員で3割程度いました。このことから、ガイドラインや、それを支える重要な考え方が、国内ではまだ十分に理解されていないということが推測されます。医療に携わる読者の皆さんには、個々の患者に対してより良い医療を実現するにはどうしたらよいかという視点を持ちながら、さらに本書を読み進めていただきたいと思います。

謝辞

　本章は、2016年と2017年に京都大学で行われた「臨床倫理学入門コース」において服部高宏教授（京都大学大学院法学研究科）が講義した内容を踏まえて、筆者ら（荻野・児玉）が執筆したものです。執筆を許可してくださった服部先生には深く感謝の意を表します。また、ご多忙の中、原稿を読んでご助言くださった田中美穂氏、小川大成氏、相田泰輔氏にも記して感謝します。

参考文献

1) 甲斐克則. 最決平 21.12.7 刑集 63·11·1899. 医事百選 [2 版]—94 事件治療行為の中止—川崎協同病院事件. 別冊ジュリスト医事法判例百選 第 2 版. 2014; 219: 198-199.

2) 辰井聡子. 刑事判例研究 (147). 重篤な疾患で昏睡状態にあった患者から気道確保のためのチューブを抜管した医師の行為が法律上許容される治療中止に当たらないとされた事例: 川崎協同病院事件上告審決定 [最高裁平成 21.12.7]. 論究ジュリスト. 2012; 1: 212-217.

3) 樋口範雄. 日本の終末期医療と法—2018 年における報告. 柏木 昇, 他編. 日本とブラジルからみた比較法. 信山社, 2019. pp. 196-199.

4) 樋口範雄. 終末期医療とプロセス・ガイドライン (医療と法を考える 第 17 回). 法学教室. 2007; 323: 144-155.

5) 会田薫子. エンドオブライフ・ケア. 伏木信次, 他編. 生命倫理と医療倫理 第 4 版. 金芳堂, 2020. p. 121.

6) 樋口範雄. 続・医療と法を考える—終末期医療ガイドライン. 有斐閣, 2008. pp. 85-90.

7) 安 炳文. 救急医療・災害医療. 伏木信次, 他編. 生命倫理と医療倫理 第 4 版. 金芳堂, 2020. pp. 154-155.

8) ものさし示す必要. 救急医学会ガイドラインづくり, 有賀徹医師に聞く. 朝日新聞朝刊 (2009). 富山全県版.

9) 2007 年 2 月 16 日. 朝日新聞朝刊.

10) 2018 年 3 月. 人生に最終段階における医療の普及・啓発の在り方に関する検討会, 「人生の最終段階における医療における意識調査　報告書」, p.95. https://www.mhlw.go.jp/toukei/list/dl/saisyuiryo_a_h29.pdf

馬場：太郎さんの場合は、治療義務の限界にきていますし、本人の意思も明確ですし、家族も了承しているので、厚生労働省のガイドラインや、他の学会のガイドラインに則れば治療中止しても容認されるということですよね。

亀井：そうですね。ですが、政府や学会のガイドラインだけでは、現場で実行することは難しいので、院内であらかじめガイダンスを作っておくとよいと思います。生命維持治療についての基本的な考え方や、判断のプロセスを明文化しておけば、声の大きい誰かに押し切られるということも阻止できると思います。

馬場：うちの院長に納得してもらうには、それしかないですね。私は、救急搬送されてきて、カルテもなく、意識もない人については、とりあえずは救命措置をして、その後きちんと診断をつけて生命維持装置の継続・中止を考える、ということにしたいです。

鶴田：そうでないと、蘇生できたかもしれない人をみすみす死にゆかしてしまうことになってしまいますしね。ですが、そうするには、救急や緩和ケア、循環器、呼吸器、神経内科など、様々な人の協力が不可欠ですので、皆さんで方針を話し合ってまとめる必要があります。

牛山：ガイドラインでは、本人の意思に重きを置いていますが、本人の意思が全くわからない場合はどうしたらよいのでしょうか。既に意識がなく、独り暮らしで家族もおらず、かかりつけ医もいない、というような場合です。家族がいても、疎遠で全く本人の意思はわからないという場合もあります。

亀井：悩ましいですね。近所の友人とか見つかるとよいのですけど。あとはスタッフみんなでその人がどうあることがよいのかを考えるしかないですかね……。

(佐藤恵子)

10 事前指示とアドバンス・ケア・プランニング

竹之内沙弥香

学習の目標

- アドバンス・ケア・プランニングや事前指示の概念を理解する
- アドバンス・ケア・プランニングのプロセスを理解する
- アドバンス・ケア・プランニングにおける支援策を理解する

🈁鶴田：太郎さんは、事前指示書をお持ちだったんですね。どのようなことが書かれていたのでしょうか?

🈁馬場：市が配布している書式のようで、心肺蘇生、呼吸器や点滴による水分補給を希望しますか、という質問にチェックする欄と、基本的な希望を書く欄があるものです。太郎さんは、心肺蘇生や呼吸器は希望しない、点滴は希望する、とチェックしてありました。そして、基本的な希望として、「命を延ばすだけの治療は希望しない」と書いておられました。

🈁亀井：よく見かける書式です。「命を延ばすだけの治療は希望しない」と明記されていてよいのですが、いろいろ問題がありますね。

🈁馬場：どのようなところが問題ですか?

🈁亀井：太郎さんは健康なときに書かれたわけですが、終末期の人を見た経験もなければ状況を想像するのは難しいですし、実際に回復

不能になったときに、「希望する・しない」とした治療が、医学的な見地からは不適切な場合もありますよね。

🈁鶴田：そもそも、人の生き死にに直結することですので、心の深いところにある自分のありようを考えたうえで判断したものである必要がありますね。太郎さんがどういう人で、自分がどうあることをよしとするか、避けたいことは何か、といった価値観や人生観の部分がわからないと、何をしたらよいかがわからないじゃないですか。

🈁牛山：逆に、その部分さえわかれば、医療側は治療をどうしたらよいか判断しやすいですね。

🈁鶴田：ですので、米国でも単に「個々の治療を望む・望まない」という指示だけではなく、価値観の部分を把握しようという流れになり、それがアドバンス・ケア・プランニング(ACP)です。

（佐藤恵子）

はじめに

アドバンス・ケア・プランニング（advance care planning：ACP）とは、すべての成人が自らの価値観、人生の目標に基づいて、将来希望する医療やケアについて大切な人や医療者などと話し合うプロセスのことです。医学の革新的な進歩とともに寿命は延長されましたが、患者の生命や生活（QOL）の向上も同時に実現するためには、ACPを適切に支援できることが極めて重要です。

しかしながら、臨床で患者のACPに携わる医療者は、多様な倫理的ジレンマに直面し悩みます（**図1**）。この章では、ACPにまつわる倫理的ジレンマを最小限にするために、病とともに生きる患者を対象とした適切なACPのプロセスについて、米国でのACPの具体的な取り組みなども参照しつつ説明します。

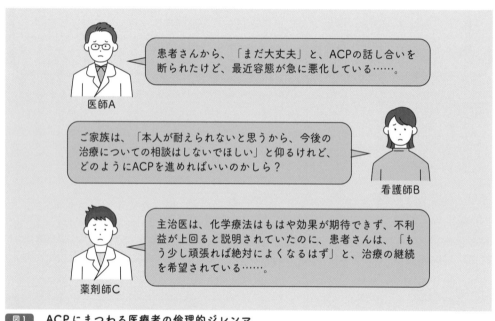

医師A
患者さんから、「まだ大丈夫」と、ACPの話し合いを断られたけど、最近容態が急に悪化している……。

看護師B
ご家族は、「本人が耐えられないと思うから、今後の治療についての相談はしないでほしい」と仰るけれど、どのようにACPを進めればいいのかしら？

薬剤師C
主治医は、化学療法はもはや効果が期待できず、不利益が上回ると説明されていたのに、患者さんは、「もう少し頑張れば絶対によくなるはず」と、治療の継続を希望されている……。

図1　ACPにまつわる医療者の倫理的ジレンマ

1 重い病を持つ患者のACP

ACPでは、患者、家族や友人などの重要他者および医療者がその対話を繰り返すことによって、患者の望む人生の最終段階における医療やケアを、医療・ケアチームが状況に応じて提供できるように支援されることが重要です。

ACPに関連する研究成果が多数公表されるようになり、日本でもACPの有用性や、重要性が認識され始めて、厚生労働省の施策としてACPの普及・啓発を進めるようになりました（**図2**）。また、2018年には、ACPがより馴染みやすくなるように、「人生会議」の愛称で呼ぶことが決定されました。多くの緩和ケア先進国において、ACPは保健医療政策、特に

質の高いエンド・オブ・ライフケアの提供には必須であるとされ、緩和ケアの重要な位置を占めるようになりました。ACPは、健康状態が安定している人から、余命1年以内であろうと考えられる人まで、すべての人が対象ですが、本章では、病とともに生きる患者の中でも、特に重い病を持つ患者のACPに焦点を当てます。

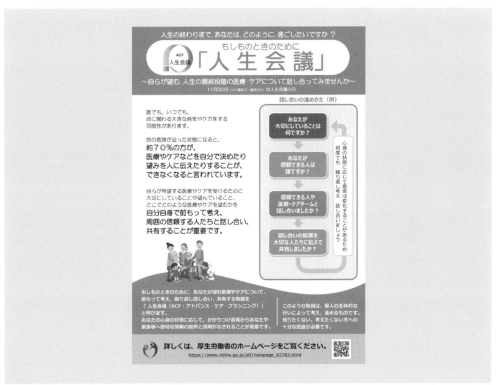

図2 厚生労働省の自らが望む人生の最終段階における医療・ケアリーフレット
https://www.mhlw.go.jp/content/10802000/000536088.pdf（2022年11月30日閲覧）

ⓐ 事前指示とDNAR

重い病を持つ患者のACPに大きく関連する事項として、まず「事前指示」、「DNAR」について概要を説明し、ACPの望ましいプロセスを確認することとします。

1）事前指示

事前指示（advance directive）とは、患者あるいは健常人が、将来判断能力を失った際に、自らに行われる医療行為に対する意向を前もって示すことです[1]。そのために作成される文書を事前指示書といいますが、全国で統一されている書式は存在しません。希望する（または希望しない）医療やケアの内容を具体的に表明する事前指示は、リビングウィルとも呼ばれます。事前指示では、心臓マッサージなどの心肺蘇生や、延命のための人工呼吸器の使用、人工的な栄養補給などに関する希望が表明されます。代理意思決定を行う者をあらかじめ指示しておくことも、事前指示に含まれています（→p.45、第5章）。

ACPの概念が普及する以前は、臨床において事前指示の内容を患者や家族と話し合い、関係する医療者に共有することが重要視されていました。しかしながら、患者の意向は容体や状況に応じて変化するため、事前指示書の形で保管された書面に記載された事項の有効性が疑問視されるようになりました。そこで、現在では事前指示は、状況に応じて患者と医療者が話し合いのプロセスを繰り返す、ACP支援の過程の一部と位置付けられるようになっています。一人の医療者と患者による、たった一度きりの話し合いのみで事前指示の内容が決定されるべきではないこと、また、記録された事前指示の情報は、時間の経過とともに必ず見直されて更新される必要性があることが、多くの専門家によって主張されています。

2）DNAR

　DNAR（do not attempt resuscitation）は、死が不可避であり、心肺蘇生が成功する可能性が低い場合や、心停止の状態となった場合に、心肺蘇生を試みないと指示することを示す言葉です。心停止時の蘇生に関して、患者と医師があらかじめ患者の意向に基づいて話し合い、医師によって診療録に指示内容が記載され、複数の医療者がその指示の妥当性を評価することが推奨されています。DNARは、**心停止時**に心肺蘇生をしない指示であり、この指示に従って心肺蘇生が行われない場合も、それまでと同様に症状緩和のための医療や、看護ケアが継続される必要があります。臨床現場ではDNARの誤解が問題となっているため、通常の医療に悪影響が及ぶことのないよう、定義を十分に確認し、共有することが重要です。

　今後のことについて患者と話し合うACPの過程においては、DNARに関する患者の意思決定は、限られたごく一部分に過ぎない点にも注意が必要です。

ⓑ ACP のプロセス

　医療者が患者の ACP支援に携わるとき、倫理的問題を最小限にするためにも、次の節で説明する ACPのプロセスを、順を追いながら丁寧に進めることが推奨されます。

　まず、ACPの支援に携わる際は、以下の留意点を念頭に置く必要があります。

---

①予後が１年以内と想定される患者を優先的に ACPの対象とする

②主治医と看護師などのコメディカルは密に連携し、必ずチームで協働する

③患者の同意を得て、患者が望む場合のみ話し合いを進める

④患者から強い感情が表出された場合、ACPの話し合いを中断し、患者の心のケアに焦点を移す

　上記①について、患者自らが ACPの支援を求める場合は、予後１年以上と想定されていても支援を妨げるものではありませんが、医療者が ACPの支援を進めるべき対象を同定し、優先順を検討する際の基準とします。また、予後に関する詳細な説明は主治医が担当すべきですが、それ以外の以下に示す ACPのプロセスは、看護師やソーシャルワーカーなど、そのほかのコメディカルスタッフによる支援が可能です。ただし、新人看護師や専門知識・技術が

不足するコメディカルスタッフは、必ず認定看護師、専門看護師や、熟練したスタッフなどに指導を求めることが必要です。

2 「重い病を持つ患者さんとの話し合いの手引き」

　ここからは、米国で開発され、その有用性が確認された、「重い病を持つ患者さんとの話し合いの手引き」[2] を参考に、日本の現場においても実施可能であるACPの各プロセスを説明します（ 図3 ）。

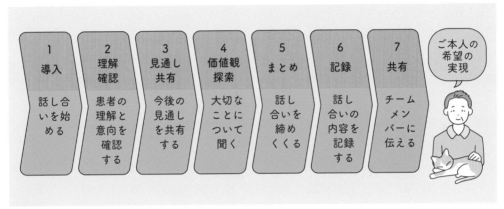

図3　ACPのプロセス

ⓐ 話し合いを始める

　最初にACPを導入するステップでは、まず「○○さんの希望する医療やケアを我々が提供することができるように、話し合いの機会を持たせていただきたいのですが、よいでしょうか？」と、患者にACPの目的を伝えて、承認を得ることが重要です。もし患者が、家族や友人などの重要他者の参加を要望すれば、次の話し合いの場に同席してもらえるよう調整しましょう。このように丁寧に話し合いの準備を整えることによって、患者との信頼を築きます。また、患者に承認を得ることで、患者のより主体的な参加が促されるという効果も期待できるでしょう。

　話し合いを始めるタイミングには、患者が精神的に動揺しているときは避けて、病状が比較的安定しているときを選ぶことが望ましいです。もし患者が「考えないようにしているから、今は話したくない」のように反応する場合は、「よろしければ、その理由をお伺いしてもいいですか？」と、できる限り理由を尋ねます。そのことにより、患者が今後のことについて話し合うことをどう捉えているか、考え方の基盤となる価値観を知るきっかけになるからです。機会を改めて意向を確認する必要性も含めて、患者の語りを早い段階から記録に残しておくことが大切です。患者によっては、心を開いて医療者に想いを語るのに時間がかかる場合もあります。そのようなときは、今はその話はしたくないという患者の気持ちを汲み、普段の関わりを通して信頼関係を築いてから、次の機会を待ちましょう。

ⓑ 患者の理解と意向を確認する

次に、「○○さんのご病気について、どのように理解されていますか？」と、患者が病状をどの程度理解しているかを確認します。これは、患者の認識と、実際の病状の相違点を把握するためです。そして、患者が病状や今後の見通しについて、どの程度知りたいのか、患者の意向も確認することにより、主治医が患者の望む形で適切な量の情報を提供することが可能になります。

ⓒ 今後の見通しを共有する

予後に関する説明は、主に主治医や専門的知識および豊富な経験を有する看護師が担当することが望ましいでしょう。先の「患者の理解と意向の確認」のステップで得られた情報に基づき、「□□だといいのですが、我々は△△を心配しています」のような表現を用いて、予後について説明します。患者の不安や動揺をできるだけ最小限にとどめられるように、予後に関する説明は可能な限り一度で完結させず、患者が受け止められる量を確かめながら伝えることが重要です。

予後の説明の後は、患者が得た情報をどのように理解しているか確認します。実際に患者にどのような話があったかを尋ねると、患者は医師からの説明を一部誤って解釈しているなど、正確に把握していないことがあるからです。主治医から説明された内容のうち、重要な事項の理解が不足している場合は、患者に改めて説明するように、主治医に依頼する必要があります。

ⓓ 大切なことについて聞く

患者が置かれている状況を適切に把握していて、今後の見通しについても認識していると確認できたら、次に、患者が大切にしていること、目標、不安や、生きがいなどについて尋ねます（図4）。このステップは、患者の価値観について様々な観点からの語りを促す、ACPのプロセスの中で最も重要な話し合いであるともいえます。なぜなら、価値観は、生きる人の数だけあり、患者の療養生活におけるQOLは、その人の価値観と強く関連するからです。我々医療者が、一人一人の患者との対話を通して患者が何を大切にしているか把握することで、今後の医療やケアにおいて、その患者にとってどのような選択肢が適切で、何を優先すべきか、患者にとっての最善を話し合う際の判断基準となります。

なお、この話し合いは、予後が不良であることが告げられた後の患者に、比較的早い段階でなされることが勧められています。その理由に、この一連の対話が、つらい現実に直面している患者にとって、目標や自分の強みについて再認識することを促し、前向きに療養生活を送る一助となる可能性があるからです。以下の各項目について、順に沿って患者の思いを可能な限り傾聴しましょう。

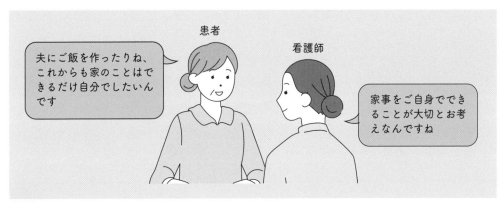

図4 大切なことについて聞く

1）目標

　患者にはどのような目標があるか、患者の望みを表現してもらいます。例えば、「もし病状が悪くなったとき、あなたにとってどのようなことが一番大切ですか」と尋ねると、患者は「頑張って治療を続ける」、「家族」、「痛みなどのつらさをできるだけ取ってもらって、家でゆっくり過ごしたい」などの返答があるかもしれません。

　目標について語ってもらうことは、厳しい現実に直面して、つらさや無力感に苦しむ患者が、自分の心の支えや希望を再認識する機会にもなるため、最初に尋ねる質問として準備されているのです。

2）恐れや不安

　患者とのACPの話し合いにおいて、冒頭の留意点④（→p.130）の通り、患者の恐れや不安などの感情には特に配慮し、心のケアが提供されることが必要です。「今一番気がかりなことは何ですか？」、「何か心配なことはありますか？」、「今後の病状に関して、一番怖いなと思っていることは何ですか？」のように問いかけ、患者の語りを傾聴します。たとえ解決が困難な問題に直面しても、患者がその思いを誰かに受け止めてもらえると知ることや、自分に関心を寄せてくれていて、いつでも相談できる存在があると気づくことで、患者のつらさや孤独感を和らげられる効果も期待できます。

　患者は、「すごく怖い。不安でいっぱい。もう押しつぶされそうで……」と話していても、医療者が真摯に対応し、このような対話を重ねるにつれて、「話してみたら、何とかやれるかもしれない。前向きにやってみようと思えるようになってきました」のような、語りが聞かれることもあります。

3）強さの源

　「生きがいになっているものや、あなたを力づけてくれるものは何ですか？」のように、患

者の強みについて尋ねます。患者からは、「孫の成長が生きがい」、「家族に美味しいご飯を作ること」、「いつも通りの毎日が一番」、「友だちとの交流」、「仕事で頑張ってきたこと」など、様々な答えが返ってくるでしょう。この対話を通して次第に患者に再認識された強みが、患者自身が言葉にして表現することにより、患者がつらい症状や困難な状況に直面しても、希望を持ち続ける重要な支えとなる可能性があります。

4）欠かせない能力

　心身の機能について、何を一番重要視するかは、人によって異なります。医療者が、「あなたにとってとても大切で、これができないまま生きていくのは考えられないと思うのはどんなことですか？」と患者に尋ねると、「食べること」や、「自分の身の回りの世話ができること」、「話せること」、「家族の顔が識別できること」などのような返答があるかもしれません。

　一方で、患者にとって欠かせない能力に関して質問をすることによって、患者が将来それらの能力を保てない可能性があることを暗に示すことにもなり得ます。この話し合いにおいても、冒頭の留意点④（→p.130）の通り、患者の感情の動きに注意して観察することが大切です。もし、患者のつらそうなサインや動揺など感情の表出を認めた場合は、話し合いのプロセスはいったん中断して、心のケアに専念する必要があります。そのうえで、今後患者の要望に応じてACPの話し合いを再開することを伝えます。

5）生命維持治療の範囲

　次に、延命のための入院加療や、積極的治療などについて、今後どのような治療を望むか、患者の言葉で表現してもらいます。「人生の最終段階における治療について、余命を延ばすために、どの程度の治療なら我慢しようとお考えですか？」と患者に尋ねると、「家に帰れなくても、治療を続けたい」、「つらい治療は嫌だ」など、価値観に沿って様々な見解を示されることでしょう。「入院しないで、痛みや苦痛を取るだけの治療を優先してほしい」と、在宅緩和ケアを利用して家で最期を過ごすことを望まれることもあります。もし、生命維持治療について、「自然な最期がよい」のように、患者の理想のイメージが間接的な表現で語られる場合は、具体的な医療の選好について、「○○さんにとって、自然とはどのようなことを指しているか、もう少し教えてもらえますか？」のように、医療者は、もう一歩踏み込んで実際患者が望む治療やケアの情報を尋ねることが大切です。

6）家族

　重要な意思決定に際して、家族などの重要他者にどの程度話し合いや決断に関わってほしいか、患者一人一人で考える見解が異なることは留意しておきましょう（→p.45、第5章 意思決定と日本の文化参照）。中には、家族には病状や予後を一切伝えないように要望される患者も存在します。一方で、自分には難しいから、家族に医療やケアに関する意思決定をす

べて委ねたいと、早い段階で代理意思決定を希望される患者もあります。いずれの場合でも、患者がもし意思決定能力を失った際、誰に医療に関する代理意思決定を依頼したいか、委ねる場合は、どの程度委ねたいか、既に誰かに依頼しているのかなどについてもあらかじめ尋ねておきましょう。患者の意思決定能力が低下した際に、代理意思決定をする家族などに方針決定の相談をする際にも重要な情報となります。

ⓔ 話し合いを締めくくる

　患者がこれまでの話し合いで語った内容に基づいて、このステップでは、患者が大切にしていることを簡潔に要約し、聞き手である医療者の理解に齟齬がないかを確認したうえで、専門家としての推奨事項を伝え、今後の医療やケアに関する方針決定の支援へとつなげていきます。

話し合いの締めくくりの例

> 「○○さんは"できる限り家で過ごしたい、副作用が強い治療は避けたい、痛みはとってほしい"と仰っていました。ですので、今後はできる限りご自宅で家族と時間を過ごしていただくことを優先して、内服のお薬など、家で治療を続けられる方法を、主治医の先生と相談していくことではいかがですか?」

> 「もちろん、ここ（病院）での治療が終わってしまうというわけではありません。在宅緩和ケアの訪問医や訪問看護師に主に家で診てもらうことになりますが、在宅医療のチームと私たち病院のスタッフは、これからも連携しながら、○○さんの医療やケアに継続的に関わらせていただきます。こうすれば、お家で安心して療養していただけるのではないかと思うのですが、どうでしょうか?」

　話し合いを締めくくるにあたっては、以下の4つのポイントが重要です。

> **①要約する**
> 　これまでの話し合いの中で患者が語った内容を要約して、聞き手である医療者の理解に誤りがないか、患者に確認します。
> **②推奨事項を説明する**
> 　話し合いで語られた患者の価値観を考慮に入れたうえで、患者に与えられている各選択肢について利益・不利益のバランスについて勘案し、より利益が大きいと考えられる選択肢を専門家として提案します。この推奨は、患者の意思決定に影響を及ぼすので、主治医や、専門看護師、認定看護師などの専門的知識や豊富な経験に基づいて実施することが望まれます。患者の希望と医学的見通しを統合して、患者にとって最善と思われる策を検討したうえで、患者に提案し、より良い策をともに話し合える能力が求められます。

③患者に確認する

　専門的知見から推奨された内容について、患者の意向を確認します。

④患者に協力することを伝える

　この話し合いの内容について、主治医をはじめとするチームメンバーと情報を共有し、今後も継続して患者を全力で支援することを約束します。

❶ 話し合いの内容を記録する

　「1人の時間も大事。最後は、母みたいに緩和ケア病棟がいいな……」のように、患者の語りの中で特に重要と思われる内容は、患者によって話された言葉の通り記録に残すことが大切です。ACPの話し合いでは、患者とアイコンタクトをとりながら表情や様子を観察することが求められるので、話し合いの最中の詳細な記録は避けて、要点を手元のメモに残す程度にとどめましょう。

　また、ACPの話し合いは1回で完結するものではありません。時間の経過や状況の変化に応じて患者の考えが変わることはよくあることです。家族との話し合いの内容を後日改めて確認したり、患者の容体が変化した際に再度確認するなど、適宜話し合いを重ねましょう。話し合われた内容の要点は必ず記録に残し、ほかのチームメンバーに共有する作業を継続することが重要です。

❷ チームメンバーに伝える

　ACPの話し合いでは、主治医はもちろんのこと、患者の治療やケアに携わるチームメンバーとの密な連携が必須です。そのため、話し合われた内容は、診療録の特定の場所を定めるなどして、同じ形式で継続的に共有する方策を検討され、実行されることが必須です。そのうえで、主治医や看護師、薬剤師、ソーシャルワーカー、ケアマネジャー、介護スタッフなど、チームメンバーそれぞれの役割分担と責任の所在を明確にし、話し合いの内容が患者の医療やケアに反映されるように、関係者との連携が非常に重要です。

3 日本におけるACPの今後の課題

　日本の医療の現場では、国の施策の影響もあり、ACPに関する情報が少しずつではあるものの、医療者間に広まりつつあります。同時に、日本各地で一般市民を対象としたACPに関連する生涯学習の機会が増え、「終活」という表現を巷でよく目にするようになるほど、一般市民の関心も高まっています。しかしながら、厚生労働省の調査でも明らかになったように[3]、死が近い場合に受けたい医療・療養や受けたくない医療・療養について、家族らや医療介護関係者と詳しく話し合ったことがある一般国民は、たった2.7%に過ぎません。同調査では、一般国民のみならず、医療者においても、詳しく話し合った経験のある者は、5〜9%にとどまっていました。

なぜこのような現状がみられるのでしょうか？　厚生労働省は政策の紹介[4]において、「自らが希望する医療・ケアを受けるために、大切にしていることや望んでいること、どこで、どのような医療・ケアを望むかを自分自身で前もって考え、周囲の信頼する人たちと話し合い、共有することが重要」であると強調していますが、市民が詳しく話し合う機会を得ない要因の一つに、いつ誰と話し合えばよいのかわからないでいることや、具体的にどのようなことをイメージして話し合えばよいかがわからないことなどが挙げられます。そして、市町村で配布されているACPの内容を記録できるノートなどの媒体を入手していても、書き記す自信がない、誰かに伝える勇気がわかないというような声も耳にします。

　自分が将来意思決定できなくなるような状況を想像することは、誰にとっても容易ではなく、気持ちのつらさを伴うことも多いです。将来自分が受ける治療やケアの方針をあらかじめ考えることは、想像もつかなくてさらに難しいことでしょう。このため、医療者には、市民や患者さんにACPの話し合いを適切に支援し、その相談役を引き受けることのできる力が求められているのです。医療者が、厚生労働省の人生の最終段階における医療体制整備事業において全国で開催されている研修「本人の意向を尊重した意思決定のための研修会 相談員研修会（E-FIELD）」などの教育・研修の機会を得て、ACPの話し合いを支援するための知識や技術を習得することを通して、医療機関などでACPの相談体制が整備されることが重要です。

まとめ

　ITやAIにより、どれほど社会や医療の現場がハイテク化しても、患者が大切にしていることを明確にし、患者にとって最善の医療やケアをご本人やチームメンバーと検討するためには、人と人との対話が必要です。ACPの話し合いのプロセスで、医療者が真摯な姿勢で患者の思いを聞くことで、患者の頭の中や胸にある混沌とした思いが表現・整理されていくのと同時に、患者は自身の価値観や、自分の力や強みを再認識する機会を得ます。そして、この先どのように過ごしたいか。もしものときにはどんな医療やケアを望むのかに思いを馳せられるようになるのです。ここにこそ、医療者が患者のそばでACPを支え、関係者を調整し、チームや療養の場に患者の希望をつなぐ意義があります。我々のこの役割は、ロボットにはとって代わられるものではありません。ACPの支援は、患者のケアの質を高め、QOLの向上を目指す、倫理的な実践そのものなのです。

　今、医療者には、患者の持つ力を引き出し、より良い生を目指す、ACPを支援するための知識を修得し技術を高めることが強く期待されています。

参考文献

1)　赤林朗, 他. 臨床で直面する倫理的諸問題 臨床に役立つ倫理的諸問題のキーワード 解説＆事例. アドバンス・ディレクティブ（事前指示）. インターナショナルナーシング・レビュー. 2001; 24: 37-39.

2)　Bernacki R, et al. Development of the serious illness care program: A randomised controlled trial of a palliative care communication intervention. BMJ Open. 2015; 5: e009032.

3) 厚生労働省. 人生の最終段階における医療に関する意識調査 報告書. 2018.
https://www.mhlw.go.jp/toukei/list/dl/saisyuiryo_a_h29.pdf（最終アクセス日：2022年5月10日）
4) 厚生労働省. 自らが望む人生の最終段階における医療・ケア. 政策について.
https://www.mhlw.go.jp/file/04-Houdouhappyou-10802000-Iseikyoku-Shidouka/0000197702.pdf
（最終アクセス日：2022年5月10日）

馬場：前もって意思を表明しておくことが大事なのはよくわかりました。ですが、具合が悪くて大きな病院に行ったときに、いきなり「最期をどう過ごしたいか聞かせてください」とか言われたらヘコみますよね。

亀井：不安でいっぱいだったり、これから治療を受けてがんばろうというときに、それはちょっと待ってくれ……という感じです。

鶴田：医療者が関心があるのは、最期の場面での治療をどうするかというところなので、どうしても事前指示にまつわる話になってしまいますね。自治体が配布している書式やエンディングノートも、最後の場面でどうしたいかという質問が並んでいるので、多くの人は見ただけで気持ちが萎えてしまって、手が動かないのだと思います。なので私は、生きるほうからアプローチしたらよいと思っています。

牛山：死は、生きることの最後の地点なので、どう生きるのか考えれば、答えは出るということですね。話もしやすいです。

鶴田：ですので、それぞれの人に「自分は、今からどう生きることをよしとするか」という

ことを考えてもらえればよいのではと考えています。私の場合は、自分の考えを伝えたり、人を援助する仕事ができたりしてこその私だと思っているので、それができなくなったらもういいかなと思います。

亀井：様々な苦しみに直面したときこそ、本来の自己のあり方に気づくというのは実存主義の考えですが、病気の有り無しや持ち時間の多い少ないに関係なく、考えてみたらよいことだと思います。

鶴田：ええ、私たちは生身を抱えていて旅立ちがいつ来るかはわかりませんが、自分のありようを自覚して日々、一歩一歩進んでいれば、生きる意味を感じることができますよね。なので、これが穏やかに過ごすための鍵のように思っています。

馬場：医療者としては、死の間際に何が嫌かを表明しておいてもらえばいいと思っていましたが、そうではなくて、どのような在り方をよしとするか、どう生きるのか、というところが大事ということですね。

（佐藤恵子）

chapter 11 倫理コンサルテーションの実践 ―新生児の生命維持治療の継続の是非

佐藤恵子、鈴木美香

学習の目標

- 問題を解決するための道筋を理解する
- 四分割法や四原則などのツールを使って、問題の把握の仕方や解決する方策の立て方を理解する
- 方策を実現するため戦術や技術の立て方を理解する

馬場：ここまで、臨床倫理について理論をいろいろ教えていただきましたが、実際に私の病院で倫理コンサルテーションができるか、まだ自信がありません。どうしたらいいでしょうか？

鶴田：倫理コンサルテーションが事例にどのように対応するか、実際を見ていただくのがよいと思います。重い病を持って生まれた子どもの治療を継続するかどうかが問題になった事例で考えてみましょう。

亀井：このほかにも、大動脈置換の手術の合併症で多臓器不全になった亜紀子さんの治療を中止するかどうかが問題になった事例、がんの進行期にある若者に真実を告げたくないという父の意向を受け容れるかで医師間でも意見が割れた事例、透析を中止したいという女性を巡って医療者間でも意見が割れた事例がありますので、参考にしてください。

（佐藤恵子）

はじめに —重症の肺疾患をもって生まれた春男ちゃんの生命維持治療を継続するか否かで医療者・家族での意見が割れる

〈背景〉

牛山看護師長は、前任地の NICU での事例について、臨床倫理学センターに話をしにくる。

〈登場人物〉

牛山看護師長の前任地の病院（NICU）

 患者さん：生田春男ちゃん

 家族：お母さん、お父さん、3 歳の兄

 樫山：担当医

 梅本：NICU 科長

 牛山：看護師長、現在は左京大学附属病院の NICU の看護師長

左京大学附属病院 臨床倫理学センター

 鶴田：教員、看護学・生命倫理学

 亀井：研究員、哲学・倫理学

1 生田春男ちゃんの物語

〈左京大学附属病院 臨床倫理学センターで〉

「こんにちは。今月から、NICU の看護師長として赴任してきた牛山と申します。こちらでは、倫理的な問題の相談にのってくれると聞いて、ご挨拶に来ました。

「それはご丁寧に。どうぞこちらへ」。臨床倫理コンサルテーションチームの鶴田は牛山をテーブルに案内し、亀井も誘って話を聞くことにした。牛山は、前任地の病院で担当した男の子について、どうしたらよかったのか意見を聞きたいという。鶴田にうながされて、牛山は、春男ちゃんが生まれてから亡くなるまでの顛末を語った。

「春男ちゃんは、25 週で帝王切開で生まれました。重症の肺疾患や二次性肺高血圧症があって、担当の樫山医師は、肺胞が育たなければ、半年か 1 年くらいだろうと予測しました。その後、身体もある程度成長して、人工呼吸器をつけなくてもよい時期もあったりしたのですが、基本的には鎮静の状態で呼吸器をつけていました。肺胞はなかなか育たず、緩やかに死に向かっている状態です。11 か月あたりで、気胸も起こすようになって、樫山医師は、生命維持の治療はかえって春男ちゃんに負担になっているので、控える方向にしたいと判断し、お母さんや上司の梅本医師にそのように提案しました。お母さんは、「春男は頑張るので、できる限りの治療をしてくれ」と言い、梅本医師も、治療がある限りはやるという方針で、樫山医師は担当を外されました。私たち看護スタッフも樫山医師と同じように、侵襲的な治療はやめてあげたいと思っていたこともあって、お母さんはスタッフを遠ざけて、梅

本医師としか話をしないようになり、診療科内は険悪な雰囲気になりました。春男ちゃんの治療は続けられて、結局21か月まで生きました。春男ちゃんが亡くなったのは医療者からすると当然の成り行きでしたが、成長すると信じていたお母さんは受け入れられず、泣き叫んで修羅場でした。スタッフも全員疲弊して、樫山先生はほかの病院に異動され、看護師も何人か辞めていき、私もこちらの病院にご縁があったので参りました。前の病院には、このような問題を相談する場所がなくて、スタッフはみんな、にっちもさっちもいかなくて立ち往生するばかりでした。私自身も何をどうすればよかったのか、今でも考えます。問題を解決するための知恵や技術があって学べるものなら学びたいと思っております」。

牛山はここまで一気に話して、ため息をついた。

鶴田は「患者さんもお母さんも、スタッフの皆さんも、大変でしたね……。春男ちゃんの事例はとても難しくて、私たちがいてもうまく解決できたかどうかはわかりません。ですが、仮に前の病院に私たちの倫理コンサルテーションチームがいたとして、牛山さんから11か月の時点で春男ちゃんの相談を受けたと想定して、検討してみましょうか」と提案した。亀井が「これは、倫理コンサルテーション育成のためのセミナーの検討事例として考えても学びが多くありそうです」と言うと、牛山はようやく笑顔を浮かべる。「ええ、ぜひ、お願いします」。

春男ちゃんの状況のまとめ

生田春男ちゃんは11か月の男児。妊娠25週のときに母体敗血症となり、緊急帝王切開で生まれた。呼吸障害があり、気管挿管してNICUに入院となった。二次性肺高血圧もあり、胃食道逆流症、誤嚥性肺炎などを繰り返し、担当医の樫山医師は、予後は半年〜1年くらいと予想した。

4か月頃までは、良い状態のときもあったが、肺胞は育たず、肺気腫や喘息などの合併症を頻発するようになり、6か月を過ぎる頃からは、常に鎮静して人工呼吸器を装着する状態となった。母は、発達が遅れることを心配して鎮静をやめてほしい、母乳をあげたいなどと希望したが、それらに応えることもできず、スタッフとの関係も悪化する一方であった。父は春男ちゃんの兄の面倒を見ており、病院にはほとんど現われず、春男ちゃんのことは母に任せきりである。

春男ちゃんが11か月頃、肺が過膨張し、いつ気胸を起こしてもおかしくない状態になったとき、樫山医師は侵襲的な治療はやめて、緩和的な治療のみにすることを提案し、スタッフの多くもそれに賛同した。しかし、母は治療継続を希望し、梅本医師もできる限りの治療をすると言い、対立するような形となった。母は梅本医師以外のスタッフを寄せ付けず、診療科内は険悪な雰囲気となり、牛山師長は八方塞がりの中で困惑するばかりである。

2 問題をどう考えたらよいか

小さく生まれ、重症の肺疾患をもつ春男ちゃんは、具合が良いときと悪いときを繰り返しながらも成長しています。正確に予後を予測することは難しいですが、樫山医師の見立てで

は、肺胞が育たない限りは改善の見込みはほぼなく、緩やかに死に向かっているという状態です。生命維持の治療をすれば、生存期間は延びますが、治療により苦痛を与えているのであれば、控えたほうがよいということになります。

11か月の時点で、樫山医師は侵襲的な生命維持治療を控えることを提案しますが、成長を願っているお母さんは聞く耳を持たず、上司の梅本医師も、生存期間が延びることはよいことであり、できる治療があるのならやってあげたいと考えています。そして、お母さんは自分の考えに合う梅本医師以外の人は敵のように捉えて寄せ付けないため、診療科内では意思疎通ができない、険悪な状態になっています。

日本には重症の子どもの問題に対応するためのガイドラインとして、子どもの利益を話し合うことを推奨するガイドライン（日本新生児成育医学会『重篤な疾患を持つ新生児の家族と医療スタッフの話し合いのガイドライン』）がありますが[1]、診療科内では、梅本医師とお母さんが孤立し、話し合いをしようにも話し合いのテーブルにつくこと自体が難しいという状況です。このような場合は、第三者（倫理コンサルテーションなど診療科以外の人）が中に入って、各人の意見を聴いたり、話し合いを持ったりすることを通じて調停する必要がありますが、これについては、「第12章 倫理コンサルテーションのこれから」にて述べます。

倫理コンサルタントは、患者を中心に、家族や医療者の関係性の全体を少し離れたところから眺めて、これまでの経緯やステークホルダー各人の考えや感情も含めた人間模様も把握したうえで、患者の利益を最大にするであろう方策を立てることが必要です。方策は、患者はどうあることがよいのかという目指すべきところと、患者の利益を最大にするために必要なこと、例えば現在の治療を継続するのか、中止するのか、それ以外か、ということです。そして、方策を立てただけでは解決しないので、方策を実現するために障壁となるものは何かを把握してそれらに対応するために誰にどのようにアプローチするかといった戦術や、どのような言い方で話をするかなどの技術も考えて、実際に行動する、というところまでします。この事例では、本人はもとより、お母さん、梅本医師、樫山医師、NICUのほかのスタッフ全員が苦しみを抱えているので、倫理コンサルは、これらのステークホルダーそれぞれの苦しみを把握して、対応することが重要となります。

ここでは、解決の方策や戦術・技術を「考える道筋」（ 表1 ）を構造化して、5つのステップとしてまとめています。①観察：患者の周りの状況を観察して把握する、②収集：ステークホルダーの価値観・意向を聞き出す、③共感：ステークホルダーの背景や心情（欲・感情・考え）も汲み取る、④熟考・決定：適切な方策を検討する、戦術・技術も考える、⑤行

表1 考える道筋

ステップ1	観察	患者を取り巻く状況を観察して、経過、病状・予後予測、人間関係など全体像と問題点を把握する
ステップ2	収集	患者や家族、医療者の価値観や意見など、必要な情報を集める
ステップ3	共感	患者や家族、医療者の苦しみや感情などをくみ取る。問題と要因を探る
ステップ4	熟議・決定	患者に適切な方策、ならびに戦術・技術を考える
ステップ5	行動	方策・戦術・技術に基づいて、患者・家族と対話して意見を調整し、方策に合意が得られれば実践する

動：方策、戦術・技術に基づいて行動し検討する、です。

　状況を把握したり、方策を立てる際には、四分割法や四原則などの「考える枠組み」のツールを使います。これらのツールは特に決められた使い方はないのですが、私たちは、まず四分割法を、患者と周りの人々も含めた全体像を把握するのに用います。四分割法は、「周囲の状況」の項目があってステークホルダーの関係性を見たり、全体を俯瞰したりするのに適していると思うからです。

　そして「マンダラ・チャート」（→p.152、 表3 ）というシートを用いて、四原則に基づいて方策を考えて、方策を実現するための戦術や技術を立てることをします[2]。四原則の項目には、善行の原則と無危害の原則があり、現在行っているもしくはこれから行おうとしている医療行為が患者に利益をもたらしているかどうかを判断するのに役立つからです。患者の利益を最大にする方策を立てたら、それが自分や周りの人、社会に対してどのような影響を及ぼすかを考えます。そして、方策を実現するのに障壁となることを考えて、それを克服するための戦術や、具体的な言い方などの技術も考えます。マンダラ・チャートは、患者の問題や要因、それらにどう対応するかも含めて検討できますし、問題や方策をひと目で把握することができて便利です。行き詰っている現場に持ち出して、「マンダラ・チャートでみんなで検討しませんか？」と提案するのもよいと思われます。

　以下では、生後11か月時点での春男ちゃんについて牛山師長から相談を受けて検討することを想定し、「考える道筋」のステップ1からステップ5まで、具体的になにをどうするのか解説します。なお、春男ちゃんの事例は過去のお話ですので、過去を振り返りながら「こうすればよかった」という内容も織り交ぜて解説します。

ステップ1　観察：患者を取り巻く状況を観察して、経過、行状・予後予測、人間関係などの全体像と問題点を把握する

　まず、相談者である牛山師長から、相談時（春男ちゃんが11か月の時点）における、これまでの経過、現在の病状や予後に関する情報ついて情報を集めます。そして、患者の周りの家族や、医療者の考えも聞き、力関係の構図、人間模様などもじっくり観察して、対立点や問題を把握することが必要です。

㊙鶴田：春男ちゃんについては、診断や予後予測などについては既にお話をお聞きしましたので、人間関係についてお伺いします。春男ちゃんの面倒をみているのは、ほとんどはお母さんのようですが、お父さんはどうなさっているのでしょうか。

㊙牛山：春男ちゃんには3歳の兄がいて、お

父さんはその子の面倒をみているようで、春男ちゃんについてはお母さんに任せっきりという感じです。お母さんは、ほぼ毎日病院におられます。

㊙亀井：お母さんは、スタッフにきつく当たったり、気に入らない人を寄せ付けなかったりして、対応が難しい感じですね。

牛山：春男ちゃんを守りたい一心で、必死だったと思いますが、厳しかったですね。若い看護師はみんな、かなりヘコんでいました。

鶴田：**診療科の中で、唯一お話ができるのが、梅本先生**ということですね。樫山先生も担当を外されて……。

牛山：樫山先生は、お母さんに、春男ちゃ

んがよくない状態であることなどを説明しますよね。なので、「聞きたくないこと、嫌なことを言う人」のように思われていたと想像します。

亀井：子どもを持つ身としては、お母さんのお気持ちはわかるような気もしますが、状況を正しくご理解いただけていないのは、厳しいですね……。

ステップ2　収集：患者や家族、医療者の気がかりや価値観など、必要な情報を集める

　ここで問題になっているのは、春男ちゃんに侵襲的な生命維持治療を継続するのか、控えていって緩和的な治療のみにするのか、ということです。樫山医師やスタッフのほとんどは侵襲的な治療は控えたほうがよいと考えていますが、お母さんは生命維持治療の継続を望み、梅本医師も継続の方針ですので、それぞれの人がそう考える理由や背景にある価値観を把握したり、春男ちゃんの今後についてどう考えているかを把握するために情報を集める必要があります。

鶴田：お母さんが春男ちゃんにできる限りの治療をしてほしいと願うのは、もちろん春男ちゃんに生きて成長してほしいからですよね。お母さんは、春男ちゃんの病状について、どの程度説明されて理解されているのでしょうか。樫山先生は、生まれたときの状況から、生きて退院することはないだろうと予測したのですよね。

牛山：はい。お母さんには、予後が厳しいことや、その後も肺胞が育たなくて、順調ではないことは、説明されてはいました。ですが、**お母さんは、春男ちゃんは頑張っているので成長するに違いない、と信じて**おられたようです。

亀井：子どもには成長してほしいですし、

悪いニュースは誰であれ、聞きたくないですからね。良くない状況だということは、頭では理解しても、感情が先に立って受け入れないという感じだったんでしょう。

牛山：春男ちゃんの病状は、良くなるときもあって、呼吸器から離脱していた時期もあったりするんです。そうすると、スタッフの間でも、「このまま良くなるかも」みたいな期待が出てくるのですね。

鶴田：でも、一時的なものですよね。肺胞が育たなければ改善の見込みはないわけですから。

牛山：そうです。身体全体としては、死に向かっているという状況ですが、お母さんはその状況は受け入れがたかったのだと思います。

亀井：科長の梅本先生は、できる限りの治療を行うという方針だったそうですが、それはどうしてでしょうか。

牛山：**梅本先生は、治療がある限りはそれをして、少しでも生命を維持することが大事だと考えて**いらっしゃるようでした。春男ちゃんについても、気胸や肺炎の治療はやるのが当たり前で、やらない選択肢はないとおっしゃっていました。

鶴田：命が長らえるというのは、生命の神聖さという原則に基づけば、それ自体はいいことではありますからね。

牛山：それに、子どもの場合は、日々成長しますし、大人に比べて可塑性が高いというか、予想に反して急に良くなったり、悪くなったりもします。予後も正確に予測することが難しかったりしますので、とりあえず何でもやろう、ということになりがちなんです。

亀井：命が保たれている限りは希望はありますから、それは理解できます。でも、その治療が本人を苦しめているだけというなら、問題ですよね。樫山先生は、そこを気にされたんだと思います。

牛山：そうです。樫山先生は、11か月の時点で春男ちゃんが様々な合併症を頻発するようになったのを見計らって、**これ以上の治療は春男ちゃんを苦しめるだけだと考えて、控えることを提案したのだと思います。私も、研修医や看護師のほとんども、樫山先生の意見に賛同しました。**

鶴田：診療科ではそれまで、春男ちゃんの

ような事例はなかったのでしょうか。「重症の赤ちゃんの対応をどうするか」という基本的な考え方や方針はありますか。

牛山：方針ですか……、特に定めてはいないですね。治療はできる限り行うというのが、方針といえば方針です。赤ちゃんが重症で救命の余地がないことが明らかな場合は、親御さんもご理解いただけることが多いですし、春男ちゃんのように予後が不確実で意見が割れるような事例は、私がNICUにいた5年間は経験がなかったです。

亀井：樫山先生が春男ちゃんの侵襲的な治療の中止を提案したのは、苦しみを与えたくないということ以外に、何か理由があるんでしょうか。

牛山：ええ、前に樫山先生とお話していたときのことを思い出しました。樫山先生が研修医のときに、事故に巻き込まれて全身にやけどを負った人を診たのだそうです。身体の外も中もやけどで、助かる見込みはなかったのですが、診療科の方針で、できる限りの治療をしたそうです。そして、1週間後に亡くなられたのですが、回復すると信じていた家族は激しく動揺して、怒りをぶつけてきたそうです。

鶴田：医療側としては、亡くなることは想定内だったのだけれど、ということですね。

牛山：そうです。樫山先生はそのときは、できることを一生懸命やったのになぜ責められるんだろうと思ったそうです。そしてあとになって、**患者さんにとって益にならない治療をしたことがそもそもの誤りだと**

chapter

11

倫理コンサルテーションの実際

145

気づいたそうです。医療側としては、「できる限りのことをやりました」と言えるのですが、それは単に医療者の自己満足であって、本人のためにもなっていないし、家族にも回復するような幻想を持たせてしまったわけで、ずっと心に残っているとおっしゃっていました。

鶴田：精一杯治療したというのは、言い訳として使えるのですよね。医師とお話すると、皆さん、「研修医になりたてのときなどは、とことん治療をやりたい、やらなきゃいけないと思うんだよね」とおっしゃいますね……。

亀井：亡くなることがわかっていても、とことん治療をすることが、患者さんの利益になることだ、と思われるわけですね。

ステップ3　共感：患者や家族、医療者の苦しみや感情などもくみ取る。問題と要因を探る

　お母さん、樫山医師、梅本医師、牛山師長など、関係している人のそれぞれが抱える苦しみを把握します。
　春男ちゃんの治療を継続する、または控える、という判断をしたときで、それぞれの人が受ける利益や不利益は何か、利益や不利益が各人の考えにどのように影響するかを考えます。そして、問題の所在がどこにあるかを探り、各人の苦しみを和らげる方法を考えます。

鶴田：さて、次は、お母さんや医療者の気持ちを考えてみましょう。皆さんそれぞれに考えをお持ちですが、その裏には様々な苦しみや感情があって、それが影響を与えていますので、このあたりを解きほぐすことで、問題の解決につながることも多いです。まず、お母さんですが、春男ちゃんを守りたい、元気になってほしいと思うのは、親としては当然ですが、それ以外にどんな感情をお持ちになっていると思いますか？

牛山：**子どもは成長していくのが当たり前なので、四六時中、寝かされているなんて、理不尽だと感じられているのでは**と想像します。

亀井：具合が悪いことは認めたくもないし、息子を失うなど耐えがたいと思われているでしょうね……。おそらく、治療を続けることは、春男ちゃんを守るという意味もありますが、お母さんは自分自身も守っていられるし、そうしたいという気持ちがあるように思います。

鶴田：このあたりは、お母さんのお気持ちを聞かせてもらって、共有することが大事ですね。お母さんとお話ができるスタッフがいないのが痛いですが……。医療者の方ですが、**梅本先生ができる限りの治療を続けたいのは、生存期間は長いほうがよいと思われているからですね。**

牛山：特に子どもは、**生まれたときから診ていると情も移りますし、生きていてほしいと強く願いますから。治療を中止して死**

にゆかせる決断をするのは、容易じゃない
です。

鶴田：どんな状態であれ、生きていてほし
いというのは、理解はできます。しかし、
その状態がその子にとって苦しみや負担で
しかないのなら、大人側のエゴですよね。
医療者が、「子どもの身体機能が完全に廃
絶して死亡するまでともかく治療は続ける
べし」というのは、自分達の気が済まない
から、ということじゃないですか。

牛山：気が済まない……か、確かにその面
はありますね。樫山先生が研修医だったと
きの、やけどの患者さんの場合と同じです
ね。患者さんのためじゃなくて、自分達が
精一杯がんばったと思いたいため、なんで
すね。自分たちが諦められないからやると
いう自己満足ですね……。

亀井：あとは、**お母さんの言うことを聞い**

ていれば、波風が立たないというのもある
でしょうね。

牛山：それはありますね。

鶴田：樫山先生は、治療が春男ちゃんの負
担になるのでやめたいという以外にも、何
か思うところはあるのでしょうか。

牛山：ええ、お母さんは授乳を希望してい
ましたが、**樫山先生は、触れ合う機会を
もって、親子らしい時間を過ごさせてあげ
たかった**ようです。治療を中止すれば、お
見送りをすることにはなりますが、春男
ちゃんをだっこしたりして、いい時間を
持ってもらいたいと言っていました。

亀井：春男ちゃんも、温かい腕に抱っこさ
れて、語りかけられたり、眠ったりした
かったんじゃないかなあ……。

ステップ4　熟議・決定：患者に最適な方策ならびに戦術・技術を考える
　ステップ3までに得られた情報をもとに、❶春男ちゃんの状況の全体像を四分割法を用い
て把握し、❷四原則に基づいて最適な方策を考え、続けて方策を実現するための戦術や技術
を考えます。

❶四分割法で春男ちゃんの問題の全体像を把握する

　ここでは四分割法（医学上の適応、患者の意向、患者のQOL、周囲の状況）を用います
（→第3章）。表2 も参照してください。

表2 春男ちゃんの状況の全体像を四分割法を用いて把握する

医学上の適応は（四原則では善行/無危害）	患者の意向は（四原則では自律性尊重）
●病状・経過など、適切なアセスメント ●医療行為の目的は ●医療行為の危害と便益を考慮した際の「総体的便益」は ●ほかへの影響を排したところで、患者の最善の利益は ●看取りの状態か	●意識の有無、同意能力の十分さ ●希望や価値を把握してるか ●現状を説明され理解してるか ●医療者との関係は良好か ●意思を推定できるものはあるか ●指定された代行者はいるか
・重症慢性肺疾患 ・肺胞や肺血管が発育しておらず、二次性肺高血圧症の合併あり ・誤嚥性肺炎、肺気腫、喘息など多くの合併症 ・身体はある程度成長するが、肺胞が育たず ・持続鎮静で人工呼吸器を装着 ・改善の可能性はゼロではないが、予後はよくない ・肺が過膨張、気胸を起こしそうな状態 ・ドレーンなどの処置で、延命にはなる ・侵襲的な生命維持治療は身体には負担か？ ・侵襲的な治療を控えれば、近い将来に亡くなる	・春男ちゃんの意向はわからない ・代理人は母、父はほとんど病院に来ない ・母は、春男ちゃんが生きることを希望、できる限りの治療をしてほしい ・母は春男ちゃんの状況を正確に理解していない可能性あり
患者のQOL（四原則では善行/無危害） ●現在のQOL（身体的・心理的・社会的な状態）は ●行為の結果、QOLはどうなるか ●患者にとってその治療の意味は	**周囲の状況（四原則では正義の原則）** ●家族の意向、家族自身の利益は ●家族は自らの利益に固執してるか ●家族は説明され理解してるか ●家族・他者との関係は良好か ●他医療者の状況は ●社会の状況、指針や法規は
・持続鎮静で呼吸器装着の状態 ・気胸の治療などで一時的には回復して生存期間も延びるが、全体としては徐々に悪化しており、死に向かっている状態 ・様々な合併症が頻繁に起る ・母は鎮静をやめることを希望しているが、できそうにない ・親子の交流などはできない ・生命維持治療を控えれば、近い将来にお見送りになるが、親子でよい時間をもつことは可能	・母は成長を期待、治療も希望。状況を正確に理解してなさそう ・治療が本人の利益にならないのであれば、資源は無駄 ・医療者と母の関係は、梅本医師以外は険悪 ・樫山は治療中止がよいと思うが、梅本と意見合わず ・話し合いのGLのみ。何を患者の利益とするかの基準なし

1）医学上の適応

（鶴田）：臨床上の問題を考えるのに、便利なツールがいくつかあって、まずは四分割法を使って、春男ちゃんの問題の全体像を把握しましょう。1つ目めは医学上の適応ですね。春男ちゃんは、25週で生まれて、重症慢性肺疾患があって、予後はよくないという診断でした。肺胞が思ったように育たなくて様々な合併症を頻発していて、今は気胸も起こしそうな状況、ということですね。

（亀井）：侵襲性の高い治療をあれこれすれば、生存期間を一定程度、延ばすのには役立ちますね。

（牛山）：ええ、合併症の治療をすれば、一時的には良くなりますし、具合が良いときもあります。ですが、肺胞が育っていないので、良いときと良くないときを繰り返しながら、身体全体は徐々に悪化しています。死が目前に迫っているわけではないですが、改善の見込みはほぼないですので、緩やかに死に向かっている状態です。

鶴田：樫山医師は、これ以上の治療は春男ちゃんには苦しみを与えると考えていますが、回復の可能性がないのであれば、負担をかけるだけになるのは確かです。鎮静しているので痛みは感じていないと思いますが。

亀井：でも、子どもの身体は不確実なことが多いですよね。治療で良くなる可能性が少しでもあるなら、やってみたいと思いますし。

鶴田：診断や予後について、正確に予測をすることは難しいのは確かです。ですが、状況から、全体を予見することは可能ですよね。春男ちゃんの場合は、これまでの経緯や今の様子から考えれば、死に向かっていることは予見できますよね。

牛山：そうです。なので、苦しみを和らげる治療は必要ですが、生命維持治療の多くは、負担のほうが大きいと思います。

亀井：しかし、侵襲的な治療を控えるようにすれば、近い将来に亡くなるのですよね。治療をしている分には、命が保たれているわけですから、中止の判断をするのは、ためらわれますね……。

2）患者の意向

鶴田：次は、患者さんの意向ですが、春男ちゃんの意思はわからないので、親御さんが代理となります。春男ちゃんは、お母さんがもっぱら面倒をみていて、お父さんは、お母さんにお任せで、病院にもほとんど来られないとのことですね。

亀井：お母さんの問題は、春男ちゃんの状態を、どれくらい正確に理解されているかがわからないところです。樫山先生は説明しているけれど、厳しい内容は受け付けないようですから。

牛山：でも、適切な判断をするには、状況をきちんと理解していることが必要ですから、やはりどうにかして、きちんと説明すべきだったと思います。どうしたらよかったのか、と問われると、手詰まりなんですが……。

鶴田：樫山先生は担当を外されてしまいましたが、春男ちゃんの実際の状態と、お母さんの頭にある状態のずれの度合いが、時間と共に大きくなっていくのを目の当たりにして、もどかしい気持ちだったでしょうね。このまま次々と治療を続ければ、お母さんは春男ちゃんの回復を期待し続けることになりますが、いずれ亡くなるわけで……。

牛山：実際、そのように経過しました。お母さんは、春男ちゃんが突然亡くなったと感じられたようで、梅本先生にも怒りをぶつけていました。

亀井：皆さん、しんどいですね……。春男ちゃんの気持ちは、知る術もないですが、どうだったかな。楽しかったり嬉しかったりしたときがあったかなあ。

3）患者の QOL（quality of life）

鶴田：では、春男ちゃんの QOL を検討しましょうか。QOL の構成要素は身体的、精神的、社会的な要素、それと、スピリチュアルな側面ですが、春男ちゃんは子どもなので、主に身体的な要素と社会的な要素ですね。

牛山：11 か月の時点では、呼吸器の状態はかなり悪化していて、気胸を起こしかけていました。気胸は苦しいですから、治療はしてもよいと思います。ですが、侵襲的な治療は、一時的に症状を回復させることはあっても、身体全体の状況を改善させる見込みはほぼないと思います。鎮静していれば痛みは感じませんが、侵襲的な治療は身体への負担になりますし、苦しみを与えることになるので、私もやらないほうがよいと判断しました。

亀井：治療で生存期間がある程度延びても、それが苦しみに満ちた時間であれば、よくないですよね。この部分の考え方が各人で違うのが問題で……。

鶴田：あとは、はやり、親と子が交流して関係をはぐくむ機会を持てないのはよくないですね。残された時間が限られているのであれば、なおさら、親子にとって大切な時間だと思うのですけど。

4）周囲の状況

鶴田：「周囲の状況」では、患者さんの周りの人の考えとか、社会制度など、本人に影響のある要素とその内容がどうかということを考えます。

牛山：春男ちゃんのお父さんは、ほとんど病院にも来られなかったので、話をするのも難しかったです。ですが、少し離れた立場にいるので、きちんとお話すれば、ご理解いただけて、お母さんや私たちの助けになったかもしれないです。

鶴田：患者さんの治療中止については、『人生の最終段階のガイドライン』で方針が示されていますが、こちらは、本人の意思を基に検討することになっていますので、春男ちゃんのケースに当てはめるのは難しいですね。本人の意思を推定することもでき

ないですし。

亀井：あとは、『話し合いのガイドライン』ですが、お母さんと話ができるのは梅本医師のみで、そのほかのスタッフとは関係が破綻しているので、話合おうにもテーブルにつくことが難しいというのが問題です。

鶴田：病院には、臨床倫理コンサルテーションチームや臨床倫理委員会がなかったとのことですが、どこかに相談できるような人はいなかったのでしょうか。

牛山：思いつかないですね…。病院長などに話したとしても、困って「診療科内で何とかしなさい」と言われそうです。

❺ 四原則に基づいて適切な方策を考える。戦術・技術も考える

　四分割法にて、春男ちゃんの周りの全体像を把握し、問題の所在などを確認したら、それらに基づいて「春男ちゃんがどうあることが利益になるか」を考えて、「利益を最大にする行為は何か、治療を継続するか控えるか、そのほかの方法か」という方策を検討します。春男ちゃんの問題は、お母さんが治療を希望し、梅本医師も治療を継続する方針ですが、それ以外のスタッフは控えたほうが利益になると考えていて意見が合わない、ということです。

　そこで、マンダラ・チャート（→次頁）を用いて、四原則に基づいて患者の利益となる方策を考え、方策を実現するための戦術や技術を考えます。マンダラ・チャートは、ビジネスで用いられるツールの一つで、3×3の9つのマスの中心核に解決したい課題を据え、周りに関連する8つの問いを配して回答を記入し、離れたところから眺めて、課題解決の方法を考えるというものです[2]。ここでは、中心核の問いを「春男ちゃんはどうあることがよいか、それを実践するために"適切な行為"は何か」とし、まず四原則（A：自律性尊重の原則、B：善行の原則、C：無危害の原則、D：正義の原則）を用いて方策を導くまでを考えます。具体的には、春男ちゃんに侵襲的な治療を継続したときと控えたときのそれぞれについて、春男ちゃんにどのような利益・不利益が生じるかを書き出します。A・B・C・Dまで書けたところで各項目を見返し、Eで、方策（継続か、中止か、第三の道か）を検討します。

　Eに方策を記入したら、F・G・Hの欄を使って、方策を実現するための戦術・技術を考えます。Fは方策を行うとき（行わないとき）の医療者としての利益やQOLはどうか、Gは方策が他者（家族や診療科内外の医療者など）や社会に与える影響はあるか、Hは方策を阻害する要因は何か、克服に何が必要か、としていますが、課題によって使いやすいように問いを変えるとよいと思います。

　戦術は、方策を実現するために必要なことで、例えば、たくさんいるステークホルダーの中の、誰にどのようにアプローチするかとか、誰に支援を求めたら効果的か、といったことです。春男ちゃんの場合は、まずは梅本医師と春男ちゃんの利益は何かについて話し合う必要がありますし、診療科の中でも緩やかな合意を得る必要があります。お母さんについては、春男ちゃんの現状や見通しを共有し、春男ちゃんの今後を一緒に考えて理解していただく過程が必要と思われます。また、お見送りをする場合は、緩和ケア科の医師に協力してもらうことも必要です。

　そして、技術は、梅本医師やお母さんと話をする際に、どのような問いかけや説明をすればうまく進むか、具体的な言い方も考えておくことが大事です。お母さんと話ができるのは梅本医師なので、梅本医師からお母さんにお話してもらえるように、話の内容なども考えます。

　表3 も参照してください。

表3 春男ちゃんの事例を四原則を用いたマンダラ・チャートで検討する

F：方策をする・しないときの（医療者・人間としての）自分の利益やQOLは ●自分のためになるか、嬉しいか ●楽な道に流れていないか ●プロとしてその方策でよいか	C：無危害の原則 ●それぞれの医療行為は患者にとって害にならないか ●自己危害は大きすぎないか	G：方策が他者・社会に与える影響はあるか ●診療科外に影響を与えないか ●社会の人々のためになるか ●公序良俗、自然法則に反しないか ●妙な論理、他者危害はないか ●医療費は
・樫山医師やスタッフの多くは治療は控えたほうよいと考える ・梅本医師は、生存期間が延びることはよいので、できる限りの治療をやる方針 ・梅本医師は、母の意向も尊重 ・梅本医師と母が孤立、母はスタッフに強くあたるため、スタッフのQOLはよくない	・侵襲的な生命維持治療は身体には負担か ・生命維持治療を控えれば、近い将来に死にゆくことになる ・緩和ケアを十分に行えば苦しみはない	・子どもの命は大切 ・本人の利益になっているなら医療費は無駄ではないが ・苦しみを与えてるのならやめたほうがよい。医療費も無駄
B：善行の原則 ●現在のQOL（身体的・心理的・社会的な状態）は ●患者にとって善い行為は ●善い行為でQOLはどうなるか ●患者にとってその行為の意味は	春男ちゃんはどうあることがよいか、それを実践するために「適切な行為」は何か 戦術と技術は	D：正義の原則 ●他医療者の状況は ●家族の意向や状況は ●社会の状況、指針や法規は ●資源の配分、医療費など
・改善の可能性はゼロではないが、予後はよくない ・肺が過膨張、気胸を起こしそうな状態 ・ドレーンなどの処置で、延命にはなる ・肺胞が育っておらず、侵襲的な治療は、かえって負担になる ・治療を控えることで、親子で良い時間を過ごしてもらえる	・負担を与える生命維持治療は控える方向で考える ・梅本医師の考えを共有したうえで、治療が負担をかけていることを理解してもらう ・母の認識を聞き、現状を説明する ・苦しみを共有し、価値観や意向を把握したうえで、「春男ちゃんはどうあることがよいか」を考えてもらう ・親子が良い時間を過ごせるようにする	・母は成長を期待、治療も希望。状況を正確に理解していなさそう ・治療が本人の利益にならないのであれば、資源は無駄 ・医療者と母の関係は、梅本医師以外は険悪 ・樫山は治療中止がよいと思うが、梅本と意見合わず ・話し合いのGLのみ。何を患者の利益とするかの基準なし
E：患者の利益を最大にするために適切な方策は何か ●本人はどうあることがよいか ●苦しみを和らげるのに必要なことは ●積極的治療をするか、差し控えるか現状維持か ●入退院、転院や在宅か ●他者の援助・介入か	A：自律性尊重の原則 ●他者や環境の圧力・影響はあるか ●意識の有無、同意能力の十分さ ●希望や価値観を把握してるか ●現状・目的を説明され理解しているか	H：方策を阻害する要因は何か。克服に何が必要か ●家族・医療者の感情や欲、知識不足は？ ●指針や法規の有無？ ●家族、同僚、他者との対話は？ ●他者・他施設の援助など、活用可か？ ●キーパーソンはいるか
・死が迫っているわけではないが、回復は見込めず、ゆるやかに死に向かっている状況 ・侵襲性の高い治療は苦痛を与える。控えることで、苦しみがなく、穏やかに過ごすことができる ・生命維持治療は控えたほうが利益になる ・梅本医師と母と方策を共有する必要あり。梅本医師を説得して母と話をする ・母の気持ちを聞いて共感	・春男ちゃんの意思はわからず	・梅本医師が治療中止を了承するかは不明 ・春男ちゃんの病状は認識しているので、理解する可能性はある ・診療科全体でバックアップする ・梅本医師が了承すれば、梅本医師から母に話してもらう、話し合いを持つ ・母の認識を確認、母の価値観も聞き、医療者も春男ちゃんの成長を願っている旨を伝える ・現状と見通しを説明し、治療が春男ちゃんに負担となっていることを説明 ・春男ちゃんがどうあることがよいかを問いかけて、一緒に考える

臨床倫理四原則マンダラ1.6版 ©勝手連佐藤

A：自律性尊重の原則

鶴田：自律性尊重の原則は、本人の価値観や意向を聞いてそれを尊重するということです。春男ちゃんは赤ちゃんですので、意思はわからないですね。

亀井：お母さんを代理人と考えるなら、治療は続けてほしい、ということです。お父さんのご意見はわからないですが。

牛山：子どもの代理人は親になりますが、お母さんが春男ちゃんの利益を守る人になっているかと言うと、どうなんだろうと思います。NICUではたくさんの親子に出会いますが、本当にいろいろで、中には子どもを自分の所有物のように思っている人もいます。

亀井：親が子どもの代理人になるのは、子どもの利益を守っている限りにおいて、です。子どもを虐待する人は代理人にはなれないですよね。それに、自分の子どもといっても、頭が違えば考えていることは違いますので、別人格です。私も、自分の子どもが何を考えているのか、わからないことが多いです。

牛山：母親は、子どもを産んだ人なので一番近い人ではありますが、だからといって、子どものことをわかっているかと言ったら、そうとも限らないですよね。

鶴田：一番近い人ではあるけれど、他者ですね。だからこそ、ありようが複雑になるのですけど。なので、問題の対応にあたる身としては、「親子は近い存在ではあるが、別人だ」という意識を持っていることが大事かなと思います。

亀井：梅本先生は、「代理人であるお母さんが治療を望んでいるのだから、やらなければいけない」と思われているでしょうか。患者さんがやってくれと言ったことをそのまま行うことが自己決定を尊重することだ、と解釈している人は多いですが。

牛山：どうでしょうか。仮にお母さんが治療中止を求めても、やめないようにも思いますが、ここは確認が必要ですね。

B：善行の原則

鶴田：次に、善行の原則と無危害の原則を考えましょう。善行の原則では、患者に医学的見地から見て善きこと、患者の利益に資することをする、無危害の原則は、患者に害になることはしない、ということです。春男ちゃんの利益は、「身体や心、社会的な状況などを総合して考えたときの利益」ですね。そして、「患者の利益になる行為」は、医療の常識的な考え方の間で適切なバランスがとれた治療やケア、ということになります。

亀井：侵襲的な生命維持治療を継続すれば、

春男ちゃんの生存期間は延びるので、その意味では身体上の利益はあることになります。しかしそれが、本人にとって負担や苦しみにしかなっていないのなら、利益があるとは考えないということです。

牛山：春男ちゃんは、誤嚥性肺炎などの合併症も繰り返し起こしていますし、苦しみを和らげる治療は必要です。でも、それ以外の生命維持の治療は、春男ちゃんの負担にしかなっていないように思えて、私は、やらないほうがよいと思います。

鶴田：医学的な判断はある程度の客観性はありますが、利益を判断するのは、人それぞれの主観が入りますので、難しいですね。お母さんと梅本医師は、治療をして少しでも命を長らえることが春男ちゃんの利益であると考えているのですよね。

C：無危害の原則

鶴田：春男ちゃんの生命維持治療を控えれば、近い将来に亡くなることになりますね。これ自体は良くないことですが、その治療が負担しか与えていないというのであれば、やめれば苦しみを与えなくて済む、ということになります。

牛山：春男ちゃんは、生まれてしばらくは、身体の成長は良かったので、肺胞が育って呼吸機能が発達すればいいなと思っていました。ですが、そうはならなくて、樫山先生は、11か月あたりが潮時だと判断したのだと思います。

鶴田：生命維持の治療は、春男ちゃんに回復の見込みがある場合は、大きな便益がありますので、リスクや負担と差し引きしても便益が勝ることになって、利益になりえますね。しかし、回復の見込みがないことが明らかであれば、治療の便益は小さくて、リスクや負担のほうが勝ることになりますので、利益にはなりえないという判断になります。

亀井：梅本先生とお母さんには、このあたりの理屈はご理解いただきたいところですが、どうしたものやら……。

D：正義の原則

鶴田：さて、正義の原則という面での問題を考えましょう。とはいえ、論点は、生命維持の治療が春男ちゃんの利益になるのかどうかですので、先ほどの話の続きという感じですが。日本の話し合いのガイドラインでは、「子どもの最善の利益を話合うこと」を述べていますが、何をもって最善の利益とするのか、という基準のようなものは示されていないですね。

亀井：米国や英国のガイドラインでは言及されていますので、米国の小児科学会のガイドラインを見てみましょうか[3,4]。子どもの治療を、どのような場合に差し控えたり中止したりするかという視点で検討されています。基本的な考え方としては、「治療は、子どもの最善の利益となるかどうかを検討したうえで決めること」としていて、「子どもの快適さの向上につながらない生命維持治療は最善の利益とはいえないので、差し控えや中止を検討する」としています。そして、ある治療をどうするかについては、「利益と負担のバランスを見て、利益よりも負担が大きいと思われる介入は、差し控えや中止を検討する」としています。もちろん、最善の利益は主観的であって定義が難しいという認識を前提にしていますが。

鶴田：要するに、治療が、その子の病状の改善や快適さの維持につながるかどうかを見て、そうでない治療は、子どもの利益にはならないと判断して、差し控えまたは中止したほうがよい、ということですね。私たちが患者さんの治療を考えるときに、善行の原則と無危害の原則で、総体的な便益を

見て利益を考えることにしていますが、それですよね。

亀井：そうです。様々な試みをしても回復の可能性がほとんどない重篤な状態の子どもは、「苦しんでいる状況である」と認識して、生命維持治療を避け、ケアを提供することが倫理的によいこととみなす、としています。

牛山：米国においては、回復の見込みがない子どもの場合は、生かしておくこと自体が苦しませることになるのでよくない、と考えるのですね。

亀井：そうです。1980年代に、障がいを持って生まれた子どもの治療をどうするかが争点になった裁判があって、基本的な考え方が示されたのですが、これが基になっています。つまり、子どもの状態を回復させる治療があるときは行うこと、子どもが重篤な状態で、生命の持続が子どもの利益にならないときは中止すること、利益になる治療法がないときは栄養補給などのケア以外はしないこと、などです 5)。

鶴田：ベビー・ドウの事件ですね。ダウン症の赤ちゃんが生まれて、食道瘻の手術をすれば普通に生活ができると予測されるのに、親が拒否したので問題になったのでしたね（→p.40、第5章）。

亀井：はい、重い病を持った子どもの命をどう守るのか、米国の社会全体が考えるきっかけになった事例です。

牛山：春男ちゃんの場合で考えると、11か月の時点では回復の見込みがほぼなくなっ

たと判断されますので、侵襲的な生命維持治療はむしろ苦しみを与えるので、利益にはなりえないということですね。

亀井：そうなります。そして、米国のガイドラインでは、死を引き延ばすような状態はよくないので、家族の同意がなくても中止するのが倫理的に妥当であるとも述べられています。

鶴田：本人に苦しみを与えないという原則を考えれば、合理的ではありますが……。

亀井：米国のガイドラインでは、医療者の役割として、家族が状況を理解して判断できるように情報を提供することや、家族や医療者などの関係者全体で判断を共有すること、円滑なコミュニケーションに努めることなどを述べています。

牛山：家族や医療者の間で意見が割れたときは、どうしたらよいでしょうか。

鶴田：意見の不一致があった場合は、子どもに大きな不利益がない限りは親の決定を尊重するという考え方もありますね 6,7)。それに対して、不確実なことは多々あるけれど、何が利益となりうるかを模索するという考えもあります 8)。医療の判断は、医療者の責務ですからね。

亀井：倫理コンサルテーションを利用することも米国のガイドラインで述べられていますよね。

牛山：診療科の中だけで解決するのではなく、院内で様々な支援が得られるようになっているのは、いいですね。

亀井：私たちも、そのような活動ができたらと思っていますので、どうかご利用ください。

牛山：相談に乗ってくれる人がいると思うだけでも、心強いです。

E：患者の利益を最大にするために適切な方策は何か

鶴田：春男ちゃんの全体像はだいたい把握できましたので、誰にどう対応するかの方策を考えましょう。春男ちゃんの生命維持の治療の「**総体的な便益**」を考えると、治療をすれば生存期間は延びるけれども、負担や苦しみを与えているのであれば、総体的便益はマイナスになるので、やらないほうがよいということですね。

亀井：しかし実際には、お母さんと梅本先生は、春男ちゃんはどんな姿であろうと生きていることがよいと思われているので、治療を中止して死にゆかせるなど、あり得ないと思われているわけで。

牛山：治療を控えれば、春男ちゃんは死にゆくことになりますので、それはつらいです。ですが、回復の可能性がないところで治療するのは、死を延ばしたり、苦しみを与え続けたりという状況になっているので、避けたほうがよい、ということなんですよね。

鶴田：そうです。小さい子の場合は、本人の意思はわかりようがないので、周りの人が考えないといけないのですが、考えるのは「春男ちゃんはどうあることがよいのか」ということなんです。お母さんが「私は春男ちゃんにどうなってほしい」とか、梅本先生が「春男ちゃんには目一杯生きられるように治療してあげたい」と思うのは自由ですが、自分の願望は横において、ということです。牛山さんは、いかがですか？

牛山：えっ、私の願望ではなくて、ですか。春男ちゃんは……、育って、元気で生活するのが一番です。だけど、命が限られているのなら、苦しむことなく親御さんと穏やかに過ごすのがよいのかなと思います。当時は、春男ちゃんの命が保たれているだけでよいのかなとも思っていたのですが、改めて考えてみると、やはりよくないですね。スタッフのみんなも、もっと良い過ごし方があると心の中で思っていたと思います。具体的にどうすればよいのかがわからなくて、身体が動かなかったのですけど。

鶴田：皆さんに、「春男ちゃんはどうあるのがよいと思いますか」と問いかけて考えてもらったらよいですね。「あなたはどうしたいですか」ではなくて。

亀井：お母さんや梅本先生にもこの問いかけをして考えていただければ、ご自身の気持ちから少し離れてもらえるかもしれないですね。

F：行為をするときの医療者やコンサルタントとしての利益やQOL

鶴田：医療者や、倫理コンサルテーションの私たちも含めて、春男ちゃんの治療を継続をした場合と控えた場合の利益・不利益やQOLを考えましょう。

牛山：春男ちゃんの治療を控えて死にゆかせるのは、やはり大変です。治療が春男ちゃんを苦しめているならやめてあげたいですが、実際にやめるとなると、抵抗はありますね……。梅本先生も、治療中止などできるわけがないと思われていて、なので継続するという方針なのかもしれないですし。

鶴田：理屈は理解できても、それですべて割り切れるかと言えば、そう簡単じゃないですね。私も、迷いや矛盾はいつもあります。

牛山：治療を中止する方針にしたのだけれど、医療者がそれをしがたいと感じる場合とか、どうしたらよいのでしょうか。

亀井：治療の中止には、道徳的な苦痛が伴いますよね。米国小児科学会のガイドラインでも、担当医が治療中止に賛同できない場合は担当を外れたり、様々な医療者が関わって支援しあったりすることを勧めています。私たちのような倫理コンサルテーションや、近くにいる医療者などが、道徳的な苦痛や、もや

もやした気持ちを分け持つ、ということができればよいのかなと思います。

鶴田：臨終期の人の治療をどうするかは、子どもであれ大人であれ、回復が見込めない状態での治療を続けるのは、家族にとってもよいことではないように思います。死を引き延ばしているような状態は、終わらないお葬式を見せられているみたいな感じですので……。

亀井：治療が利益をもたらさないといっても、お母さんは春男ちゃんが生きていること自体に意味があると思われているでしょうし、納得するには、ある程度の時間が必要ですよね。

牛山：春男ちゃんは、落ち着いた部屋で、親御さんとの良い時間を持ってもらって、穏やかにお見送りができればよかったと思います。このあたりを、きちんと支援できればよかったんですね……。

G：行為が他者や社会に与える影響はあるか

鶴田：春男ちゃんの治療を控えることにした場合、梅本医師への対応と、お母さんへの対応をきちんと考えないといけないですね。診療科のほかのスタッフもですが。

牛山：スタッフは、梅本医師とは話はできますが、お母さんとお話しするのは難しいので、話をどう持っていったらよいか、手詰まりです。

鶴田：重症の子どもの治療をどうするかは、本当に難しいですね。予後の予測を正確にできないことも多いですし、本人の意思もわか

らないところで、周りの人が最善の利益は何かを考えないといけないですから。親御さんや医療者の考えもいろいろですので、患者さんの状況をよく見て、柔軟に考えないといけないですね。

亀井：そもそも小さい子どもの場合は「最善の利益」はわかりようがないですよね。でも、何を本人の利益と考えるかについては、米国のガイドラインのように、基本的な考え方はあってよいと思います。

牛山：総体的な便益はどうかを見て利益を考

える、という基本的な考え方は、ないと困ります。これを病院や診療科の中で共有しておく必要がありますね。私は、あちこちの病院に勤めている同僚と話をすることがありますが、中には、「とある疾患の子は治療しない」という基準を設けているところもあるそうで、私自身は、問題かなと思っています。

🔵鶴田：同じ疾患といっても、一人一人で病状も予後も違うでしょうから、個別に検討する必要があると思います。子どもであれ大人であれ、医療の手助けで普通に生きられるのであれば、生きていてほしいですし。

🔵亀井：病院や医師によって、方針が異なるわけですか……、それはよくないですね。疾患などで基準を決めるのではなく、「どう考えるか」という部分をコミュニティで決めて共有しておくのがよいと思います。

🔵牛山：本人の利益を考えて方策を立てるという部分は共通で、方策をどのように実践していくかは、患者さんそれぞれということですね。

🔵亀井：同じような状態の患者さんでも、ご家族や医療者のありようは異なりますし、病状などの状況が変われば、その都度検討が必要です。

H：行為を阻害する要因は何か、克服に何が必要か

🔵鶴田：では春男ちゃんの場合を考えましょう。生命維持治療は、控えていくという方策を立てた場合、それを実践するときの阻害要因を考えて、誰にどのようにアプローチするかという戦術をどうするかですね。

🔵亀井：お母さんは治療を希望していて、お母さんと話ができるのは、梅本医師だけで、それ以外のスタッフとは距離があるという状況です。

🔵牛山：樫山先生も外されてしまっていますので、お母さんにお話をするとしたら、梅本先生しかいないです。なので、まずは梅本先生を説得しないといけないですが、考えただけで頭が痛いです。

🔵鶴田：まずは梅本先生のお考えを伺ってみて、話し合う必要がありますね。梅本先生は、生存期間を延ばす治療があるかぎり、それを行うのがよいと思われているのであ

れば、その部分は共有するとよいです。「春男ちゃんに少しでも長く生きてほしいので、できる限りの治療をしてあげたいです」みたいな感じです。そして、「でも、治療に生命が延びた分、それがかえって春男ちゃんには負担や苦しみになっていないでしょうか」というあたりを問いかけて、考えていただいたらどうでしょうか。

🔵牛山：梅本先生は、回復は難しいことは認識されていると思いますので、ご理解いただけるかもしれないです。そして、これ以上は、春男ちゃんの利益にならないだろうし、お母さんと春男ちゃんが落ち着いて過ごせる時間が持てるようにしたり、きちんとお見送りできるようにしたい、と提案してみたら、聞く耳を持っていただけるかも……と思います。

🔵亀井：仮に、梅本先生が理解してくださったとして、「だけど、お母さんに何と言えばい

いんだ、"これ以上の治療は利益にならないのでやりません"などと言えるわけがないだろう」とおっしゃったら、どうしますかね。

(牛山)：お母さんに、いきなり治療中止を言うのはNGです。樫山先生が治療は控えたいと言ったときも激怒されていたので。なので、まずはお母さんの気持ちや考えを聴かせてもらうのが大事だと思います。

(鶴田)：お母さんは、春男ちゃんの現状を正しく認識されていない可能性が高いので、まずはお母さんが春男ちゃんの様子をどう思われているかを伺って、医療側の見通しなどを説明しないといけないですね。

(牛山)：梅本先生にうまくお話を持っていっていただければと思うのですが……、今考えても、梅本先生は生命至上主義というか、ともかく治療を続けたいとおっしゃっていたので、説得するのは難しいだろうなと思います。

(亀井)：それをドグマのように持っておられて、長年その方針でやってきていたら、そこから離れるのはなかなか難しいでしょうね。ですが、新たな価値観として持ってもらえる可能性はありますので、話をしてみる価値はありますよ。

ステップ5 行動：方策・戦術・技術に基づいて、患者・家族と対話して意見を調整し、方策に合意が得られれば実践する

梅本医師に、春男ちゃんの治療を控えるという方策を共有してもらえるかどうかは微妙ですが、お母さんに話をしてもらうためには、「どう話を持っていくか、どのような言い方をすればよいか」という技術も考えて提案する必要がありますので、これらも考えておきます。

(鶴田)：お母さんに、どのように説明したり、どんな問いかけをしたらよいか、具体的な言い方も検討しておいたほうがよいですね。梅本先生に提案することで、梅本先生の気持ちも動くかもしれないですし。

(牛山)：梅本先生には、「今のまま治療を続ければ、お母さんは春男ちゃんは成長するだろうと思って非現実的な期待を持ち続けることになりますし、近い将来に亡くなったときに、理不尽だと思われてしまうのではないですか」と問いかけてみようかなと思います。

(亀井)：それは、理解してもらえる可能性はありますね。そしたら、「お母さんの認識を尋ねてみて、春男ちゃんの今の様子と今後の見通しを説明して、どうするかを一緒に考えることを持ちかけましょう」と提案したらよいと思います。

(鶴田)：牛山さんが一人で動くのはしんどいですから、樫山先生やほかのスタッフと協力して、梅本先生と話し合いをして、診療科として方策を共有したほうがよいです。そして、お母さんへの対応も、みんなでバックアップするから、と申し上げれば、梅本先生も「それならば」と思われるかもしれないです。

🈁亀井：良くない情報を伝えたり、一人で矢面に立たされたりするのは、誰だって嫌ですからね。

🈁鶴田：そして、大きな課題は、お母さんに春男ちゃんの状況をいかに理解してもらうかです。いきなり「生命維持治療は春男ちゃんを苦しめているからやめる」という理屈を言っても聞いてもらえないですよね。これを梅本先生が言ったら「今まで味方だったのに、見放すつもりか」と思われてしまうでしょうし。

🈁牛山：まずは、春男ちゃんの様子をどう認識されているかを尋ねてみます。おそらく、「春男ちゃんは頑張って生きるので、できる限りのことをしてほしい」と言われると思いますが。そうしたら、状況を説明して、「春男ちゃんはどうあることがよいと思いますか」と問いかけて、一緒に考えられればと思います。

🈁鶴田：お母さんは、春男ちゃんの病気は理不尽で、死ぬかもしれないなんてことは考えたくもないし、怒りや不安を抱えているのではと想像します。春男ちゃんを失いたくないし、できることはすべてやってあげたいと思っているでしょう。これは、お母さんの自分を守っていたいという欲でもありますけど、このあたりの気持ちを共有することが大事ですね。

🈁亀井：お母さんが春男ちゃんに少しでも長く生きていてほしいと思うのは理解できますし、それが春男ちゃんのためになると信じていますよね。なので、医療者側も春男ちゃんには成長してもらいたいと思っていることを伝えればよいと思います。

🈁鶴田：お母さんが、医療者側が同じ思いでいると思えたら、医療者を敵ではなくて、「春男ちゃんや自分を援助してくれようとしている援助者だ」と認識してもらえる可能性はありますよね。

🈁牛山：そうしたら、「春男ちゃんは、私たちにとっても大事な子で、元気に育ってほしいです。そう思って、できる限りの治療をしてきました。春男ちゃんもよく頑張ってきたと思いますし、このまま成長してくれたらと願っています。ですが、肺の組織の生育がよくなくて、そのために喘息や肺炎を繰り返すようになりました。治療をすれば、一時的によくなるのですが、身体全体が回復することは難しい状況です。ですので、侵襲の大きい治療をすると、それ自体が春男ちゃんに苦しい思いをさせることになりますので、避けたいと思っています。今後は、苦しみを取る治療はして、負担の大きい治療はしないほうがよいと思っています」あたりでしょうか。

🈁鶴田：そうですね。いきなり治療をやめると言うとお母さんの怒りを呼ぶでしょうから、「肺の組織が十分でない状態であれこれ治療をすると、無理をかけることになって、かえって苦しませることになるので、控えていきたい」という言い方がよいかなと思います。

🈁亀井：治療をしない場合の利点もありますから、「苦しみを取る治療は続けて、春男ちゃんが穏やかに過ごせるようにするので、お母さんと良い時間を持ってもらえます」みたいなところもお伝えしたらよいですよね。

鶴田：これまで、スタッフとの関係性はよくなかったですから、そのことについても、お詫びしたらよいように思います。樫山先生に、「私たちも春男ちゃんが成長することを期待していたこともあり、厳しい状況や見通しを詳しくお話してこなくて、申し訳ございません」と伝えてもらったらいいかもしれないです。

牛山：お母さんがどのような反応をするか想像もつきませんが、落ち着いて聞く耳を持ってもらえれば、治療が春男ちゃんを苦しめているかもしれないと認識してもらえ可能性はあったかなと思います。

亀井：お母さんは、こんなに医学が進んでいるのに、どうしてうちの息子は助けてもらえないのかな、と思いますかね……。

鶴田：私が春男ちゃんの担当者だったら、「医学が進んでいるのに、春男ちゃんを助けてあげられなくて申し訳ないです」みたいに伝えるかな……。

牛山：それは、医療者として腹がくくれていないとなかなか言えない言葉ですね。でも、医療者がこう言うことで、納得してくださる患者さんやご家族は多いと思います。

亀井：あれこれ戦術や技術を考えてみましたが、いずれもうまくいかなくて、梅本先生も説得できないし、お母さんとのお話も進まない、という場合はどうしましょうか。

鶴田：お母さんには、考える時間が必要ですよね。春男ちゃんの場合は、時間的な余裕がありますので、また時期を見て働きかけたらよいと思います。合併症で身体機能

が大きく下がったときとか、認識も考えも変わる可能性がありますので、その都度、お話をすればよいと思います。

牛山：ですが、当時の診療科の険悪な雰囲気を考えると、第三者的な立場のコンサルタントかどなたかに入っていただかないと、解決は難しかったかなと思いますね……。

亀井：私たちが関与したとしても、うまくいくかどうかはわからないですが、対立している場合は、当事者だけで解決するというのは無理ですよね。このあたりは、また別の機会にお話しましょう（→第12章）。

牛山：ええ、ぜひ。今日は、春男ちゃんの件を考えてくださって、ありがとうございました。春男ちゃんは、見通しが立った早い時期に、春男ちゃんがどうあるのがよいかを、お母さんも交えてみんなで考えて話し合いができていたら、春男ちゃんも周りの人も、もう少し穏やかに過ごせたかなと思います。なんだか申し訳ないような気持ちです。

鶴田：臨床の現場にいると、日々の対応に追われますので、落ち着いて考えるのは難しいですよね。それに、臨床の問題は人と人が接する中で起きますので、理屈だけではどうにもならないですし、私も名状しがたい、いろいろな気持ちを持ちます。患者さんやご家族に出会えたのは何かのご縁ですし、皆さんからの贈り物だと思って、心にとめておけばいいんじゃないですか。

亀井：春男ちゃんは、どんな子でしたか。

牛山：とってもかわいかったんですよ。調子の良いときに話しかけたりすると、おっちゃんみたいな顔をして、ニカっと笑ったりして。短い人生でしたけれど、生まれてきてよかったなと感じるときがあったかな

……と、今でも思います。

鶴田：牛山さんが「かわいいな、会えてよかったな」と思うその気持ちは、春男ちゃんに伝わっていますよ、きっと。

まとめ

　牛山師長が前任地で経験した春男ちゃんの事例を、倫理コンサルタントと振り返りながら方策や戦術を考えるという形で検討してみました。春男ちゃんは既に亡くなっていますが、家族や医療者などすべての人がつらい思いをしており、牛山師長の胸にも苦い思い出として残っています。春男ちゃんも周りの人も、もっと良い過ごし方があったのではないかと思った牛山師長は、大きな転機となった 11 か月時点での様子について、コンサルチームに相談を持ちかけました。

　コンサルチームがすべきことは、現場の医療者が、春男ちゃんの利益は何かを考え、お母さんに適切な対応ができるように支援することを通じて、春男ちゃんが穏やかに過ごし、家族や医療者も納得できるように援助することです。

　11 か月での春男ちゃんの病状は、死が目前にせまっているわけではないですが、改善の見込みはほぼなく、緩やかに死に向かっているという状態です。侵襲性の高い治療をすれば、生存期間は延びますが、返って苦しみを与える可能性が高いことが予想されますので、控えたほうがよいということになります。しかし、そう考えているのは樫山医師とスタッフの一部で、上司の梅本医師は、生存期間が延びることはよいことであり、できる限りの治療をするという方針です。お母さんもそれを望んでいて、自分の考えに合う梅本医師以外の人はすべて敵と見なしているため、診療科内では意思疎通もできずに行き詰まった状態にあります。

　したがって、コンサルチームは、まず診療科のスタッフが「春男ちゃんはどうあることがよいか」を考え、侵襲性の高い治療を継続したときと控えたときの利益を検討できるように働きかけます。そして、控えたほうがよいという方策が立ったら、お母さんや梅本医師にどのように話をするかの戦術や技術を考えて、診療科のスタッフが行動できるように援助する必要があります。

　お母さんに話をする際は、お母さんが唯一信頼している梅本医師を通すのがよいと思われますので、まず、梅本医師に治療を控える方策を共有してもらえるように、説得を試みます。梅本医師は、生命維持が最優先であるいう考えを持っていれば説得も難しいですが、春男ちゃんの状況や予後は理解していると思われますので、治療が春男ちゃんに負担や苦しみを与えていること、このまま生命維持治療を続ければ、お母さんは期待をするばかりで「ある日、春男ちゃんが突然死んだ」という事態になりかねないことをお伝えして、お母さんとの話し合いを提案してみる、といった戦術を考えました。

　梅本医師が治療中止を了承したとして、お母さんに話しをする段になったら、まずお母さんの気持ちをよく聞いて共有し、医療者も春男ちゃんの成長を願っていることを伝えつつ、治療

は春男ちゃんに負担を与えているので控えていきたいと説明することを提案しています。

　小さい子どもは、意思を推定することもできず、本人の価値観もわからないため、「最善の利益」はどこかにはあるのですが、わかりようがなく、治療方針の決定は難しいです。また、親の意見は大事ですが、親にも自分の欲や感情があり、常に子どもの利益を代弁できるとは限らないので、親の言う通りのことをやってさえいればよいというわけでもありません。周りの人は「自分が子どもをどうしたいか」ではなく、「その子はどうあることがよいのか」を額を寄せ合って考えることが肝要と思われますので、これができるように働きかけることが大事です。

　最善の利益を考える基準はもちろん必要ですが、合理的な解であってもそれだけで事が済む場合はわずかでしょう。春男ちゃんのような事例がとりわけ胸に残るのは、受けた医療がどうだったかを本人から直接聞けなくて答え合わせができないこともありますが、それゆえに、人が生まれて育つとはどういうことか、病気や障がいとともに生きるとはどういうことか、医療の目的は何で医療者はどうかかわるのか、といった根本的なところを問いかけられるからだと思います。患者や家族、医療者を支えるものは、それぞれの人が、ためらいやら迷いを抱えながら考えるという営みや、援助する人と援助される人の関係の間に醸成されるものの中にあるように思います。

参考文献

1) 日本新生児生育学会. 重篤な疾患を持つ新生児の家族と医療スタッフの話し合いのガイドライン. 2004.https://jsnhd.or.jp/doctor/pdf/guideline.pdf（2022 年 11 月 30 日閲覧）

2) 松村剛志. 仕事も人生もうまくいく！図解 9 マス思考マンダラチャート. 青春出版社, 2018.

3) Kathryn L, et al. Guidance on Forgoing Life-Sustaining Medical Treatment. Pediatrics. 2017; 140: e20171905.

4) Larcher V, et al.Making decisions to limit treatment in life-limiting and life-threatening conditions in children: a framework for practice. Arch Dis Child. 2015; 100(Suppl2): s3-23.

5) President's Commission for the Study of Ethical Problems in Medicine and Biomedical and Behavioral Research Deciding to Forego LifEF-Sustaining Treatment. Deciding to Forego Life-Sustaining Treatment. 1983.

6) Diekema D. Parental refusals of medical treatment: the harm principle as threshold for state intervention. Theoretical Medicine and Bioethics. 2004; 25: 243-264.

7) GiliamL.The zone of parental discretion: An ethical tool for dealing with disagreement between parents and doctors about medical treatment for a child. Clinical Ethics. 2016; 11: 1-8.

8) BirchieyG. Harm is all you need? Best interests and disputes about parental decision-making Journal of Medical Ethics. 2016; 42: 111-115.

馬場：春男ちゃんの事例は、本人とお母さんが一番つらかったと思いますが、スタッフの皆さんも大変でしたね。

牛山：ええ、忘れられないです。問題の考え方の基本を知っていたら、もっと対応も違ったのではないかと思います。

鶴田：私たちは、倫理コンサルテーションでも、四分割法で患者さんの全体像を把握して、四原則に基づいて患者さんの利益を考えて、関係者全員の苦しみも把握しながら、方策を立てて、戦術や技術も考える、というメソッドを実践していますが、これが頭にあると、かなり便利です。

牛山：お母さんもスタッフも、自分の願望や思い込みを言うばかりで立ち往生していましたが、「春男ちゃんはどうあることがよいのか」を考えようとすると、客観的な視点を持つようになって、自分も含めて眺められるようになりました。

亀井：お母さんや梅本医師の価値観や考えが異なれば、問題の中身も全く違ってきますが、どう考えたらよいかがわかれば対応できますよね。

牛山：戦術や技術という話ですが、誰にどのように話を持っていくかという部分が大事であることは、現場にいると実感できます。「春男ちゃんの治療は、利益になっていないので中止したほうがよい」という方策を担当医や診療科に返されただけでは解決に至らないですね。それができないので問題になっているわけで。

馬場：春男ちゃんの場合は、お母さんとスタッフの関係が完全に破綻する前に、なんとか倫理コンサルタントのような立場の人が間に入って、お母さんにも納得してもらって、春男ちゃんも穏やかにお見送りすることができればよかったかもしれませんね。

鶴田：そうですね。それには、倫理コンサルテーションの仕組みをきちんと作ることが大事だと思います。

（佐藤恵子）

chapter 12 臨床倫理コンサルテーションのこれから

佐藤恵子、鈴木美香

学習の目標

● 倫理コンサルテーションの役割、方法、スタッフや組織について理解する
● 倫理コンサルテーションが機能するために必要な仕組みやツールを理解する
● 倫理コンサルタントに必要な資質や考え方を理解する

馬場：多臓器不全で死が迫っている患者さんや、重篤な病気を持って生まれた赤ちゃんの治療をどうしたらよいかといった問題は、臨床現場では日常的に起きていて、対応に苦慮している病院も多いと思います。

牛山：医師と患者で関係が膠着したときなどは、第三者的な立場にいる人が、間に入って調停してほしいと思います。

亀井：厚生労働省のプロセスガイドラインでも複数の専門家からなる委員会で検討することを推奨していますね。このような動きもあり、院内に倫理コンサルテーション（以下、倫理コンサル）を設置する施設は増えています。しかし、生命倫理学の専門家や、倫理コンサルの絶対数が少ないこともあり、コンサルタントやコンサルチームが活動している施設はそれほど多くないようです。また、臨床倫理委員会などの組織があったとしても、問題解決の技能をもった人がいない、倫理コン

サルの院内での位置づけが曖昧である、理念や適正な手続きが定まっていない、という状態では適切な対応がなされないことになり、「それらしい名前のついた委員会が形骸化して存在している」という、倫理的とはいえない状況にもなります。

牛山：省庁や学会のガイドラインだけでは、現場で個々の患者さんの問題に対応できないということですね……。

亀井：そうです。太郎さんについても、院長だけが問題なのではなくて、終末期の患者さんの治療について、誰が何をどのように考えて判断するか、その根拠は何か、というところがないと動きようがないですよね。

馬場：確かに、太郎さんについては、委員会で話し合って治療中止がよいと判断したのですが、それだけでは解決しないということですね
（佐藤恵子）

1 倫理コンサルテーションは何をするのか、どのような人や組織が必要か

鶴田：倫理コンサルの仕組みを作る際も、適切に機能させるためには、役割や組織、制度、人や文化など、すべての要素をそろえる必要があります。ですので、①倫理コンサルは何をするのか、どのような人や組織が必要か、②どのような制度が必要か、③倫理コンサルタントやチームに求められることは何か、に分けて考えてみましょう。倫理コンサルの概要を紹介した資料（→p.84、第7章）がありますので、これも見ながら、お話ししましょう。問題の解決に向けて検討する仕組みとしては、委員会で検討して助言する方法と、コンサルタントが現場に出向くなどして当事者の相談に乗って支援する方法があります。それぞれに長所短所があるので、できれば両方あって、使い分けをするのがよいと思います。

馬場：委員会のメンバーとか、倫理コンサルにどのような人を選んだらよいでしょうか。

鶴田：一番大事なところですね。少なくとも、倫理的な問題をどう考えるかの基本的な知識、倫理原則や考え方は知っている必要がありますね。コンサルタントが患者さんやご家族とお目にかかる場合は、治療の内容や意味を理解できるように説明したり、時に説得も必要ですし、現場の破綻した人間関係を修復したりする必要もありますので、コミュニケーション・スキルは必須です。患者さんやご家族、医療者のそれぞれが苦しみを抱えていますので、それを理解して共有することも大事ですね。スピリチュアル・ケアでは、患者さんと援助関係を構築してそのダイナミクスを使って苦しみを和らげるということをしますが、この技能を持っていると、とても役に立ちます[1]。

牛山：私は、体系立ったコミュニケーションの教育は受けたことがないのですが、必要ですね。苦しみに共感することと、同情することの違いを理解していないと、バーンアウトするように思います。

鶴田：きちんとパフォーマンスできないといけないので、トレーニングが必要だと思います。それから、事例の概要がある程度見えてきた時点で、対応方法やとりあえずの方策などを立てますが、その通りにいかない場合もあって、我慢しないといけないことも多々あります。かなり不快だったりしんどかったりもするのですが、それに耐える力も必要だと思います[2]。私は妥協や忍耐は、本当はきらいなんですけど。

牛山：春男ちゃんの事例では、できる治療をすべてやりたいという科長と母親が世界をつくって孤立してしまって、ほかの人の意見は聞いてもらえず、診療科内は険悪な雰囲気で大変でした。ですので、第三者的な立場に立てるコンサルタントのような人が、母親やスタッフの話を聴いたり、話し合いの場を設けて対話したりということが必要だと思いました。

鶴田：もちろん、コンサルタントが中にはいったからといって、うまくいくとは限らないです。しかし、母親が子どもの状態や

予後をどのように解釈しているかとか、母親の気持ちや気がかりなどを聞いたり、スタッフ各人の考えや気持ちを聞いたりすることで、問題の背景が把握できて、要因がどこにあるのかが見えてくることがあります。春男ちゃんの場合は、お母さんが春男ちゃんの病状や予後を理解していなくて、スタッフと見通しを共有できていないことが原因で行き違いが生じていたのではと想像します。なので、まずは医師からお母さんに状況や見通しを説明してもらって、あらためて治療方針を話し合うことができたらよかったのかなと思います。

牛山：お母さんは春男ちゃんは生きていてもらいたいと強く思われていて、悪い情報は受け入れないという感じでした。ですので、仮にコンサルタントが出てきたとしても「新たな邪魔者が現われた」としか見なさない可能性もあります。でも、鶴田さんや亀井さんのような人がいてお母さんと話ができていれば、違う展開になっていたかな…と思います。

亀井：お母さんに信頼してもらえれば、何とかなるかもしれないですね。倫理コンサルのありようとして、権威主義的アプローチ、合意追求型アプローチ、倫理的対話促進アプローチという分け方がありますが（→p.89、第7章）、私たちは、コンサルタントは当事者の話し合いを促進するだけではなく、ステークホルダーのそばにたたずんで、気持ちを聞かせてもらいながら対話を通じて共同で方策を決めるというプロセスがよいと思っています。「対話促進・共同決定アプローチ」のような感じです。

鶴田：春男ちゃんの場合は、お母さんの苦しみ、不安とか悲しさとか、様々な気持ちを受け止めること、成長してほしいという価値観を共有することが大事かなと思います。そうすれば、お母さんも医療者側を敵ではなくて「自分や春男ちゃんを助けてくれようとしている援助者だ」と感じることができて、聞く耳を持ってもらえるかもしれないです。

馬場：ところで、コンサルタントが面倒見がよすぎると、問題を全部倫理コンサルに丸投げされたりすることになりませんか。

鶴田：それは困りますね。患者さんの対応は、基本的には現場の医療者が行うものですし、コンサルタントは、医療者が考えて対応できるように援助するのが役割ですので、共同するという感じがよいと思います。方策を一緒に考えたりするので、その意味では倫理コンサルにも責任はありますが。

亀井：なので、少し離れたところから自分の言動や感情も含めて、患者さんと周りを眺めて、状況を客観的に把握して、誰をどのように援助するかを判断できればよいのではないでしょうか。人間関係ですから、悪化することもありますが、どこかで修復できる可能性もありますし。

馬場：幽体離脱して、自分も含めて客観的に、冷静に観察するということですね。

鶴田：問題の解決に必要なのは、「治療をどうするか」という方策を立てることも大事ですが、その先の、方策を実践するためにどのステークホルダーのどこにどうアプローチするかという戦術や、何をどのような言葉で説明するかという技術を考えるこ

とも大事ですよね。なので、セミナーの事例検討では、方策だけでなく戦術や技術まで考えていただくことにしています。

亀井：例えば、春男ちゃんの事例で考えてみると、まず、治療中止の方策を立てたら、科長と話をして治療中止に了解してもらう、次に母親と相談する機会を設けてもらって、倫理コンサルもはいってお話をする、という戦術を立てました。科長への話の持っていき方は、春男ちゃんの身体の状況を再確認して生命維持治療の総体的便益を考えて、利益があるかどうかを一緒に検討し、そのうえで、治療継続が本人の利益になっていないのであれば、時期を見ていずれ中止するという方針に切り替えることを提案します。科長も、春男ちゃんには生きていてほしくて懸命に治療をしてきたので、方針を変えるのはしんどいですよね。そのあたりの気持ちも理解しながら、本人の利益を最大にすることを考えましょう、というようにお話を持っていけたらよいかと思います。次はお母さんですが、まずは状況をどう認識しているか、春男ちゃんはどうあるのがよいかなどをお聞きします。そして、よくなることを期待しているけれど、これまでの状況から判断すると少しずつ悪化していくことが予想されていて、その場合はどうしたいか、などを問いかけてみます。お母さんは、できる限りの治療をやってほしいと言うかもしれないですけどね。お母さんの様々な思いを共有することで気持ちが落ち着いたら、理屈の部分を理解してもらえるかもしれないです。

鶴田：怒りや悲しみに捕らわれていたら、理性的に考えるのは難しいですからね。まずはお母さんの気持ちを聞かせてもらって、「春男ちゃんに元気になってほしい気持ち

は、私たちも一緒です」ということを共有するのが大事だと思います。お母さんに「この人は自分の大事に思うことや、苦しいところをわかってくれる」と思ってもらうことができれば、少し落ち着いて、人の話を聞く余裕が出ると思います。

亀井：そして、科長と親御さん、ほかのスタッフも同席したところで、科長から今までの経過と現状、今後の見通しや、治療継続がかえって春男ちゃんに負担をかけることを説明してもらうのがよいと思います。私が説明したほうがよければ、お母さんの様子を見ながら「これ以上何か治療をすると、春男ちゃんを傷つけることになるので医療者としてはやめてあげたいと思っています」と言うと思います。お母さんが聞く耳を持ってくださったら、気づいてもらえるかな、という感じです。場面を想像しただけでも緊張しますけど…。

牛山：そこで、「治療をしないほうがむしろ春男ちゃんの利益を守る」ということに了解が得られればよいわけですね。

鶴田：そうですね。それぞれの人に、「患者さんはどうあることがよいか」というありようを考えてもらえるように働きかけることが大事だと思います。「自分は患者さんにどうなってほしいかとか、何をしたいか」という願望ではなくてです。これは、患者さんが子どもであろうと大人であろうと同じですね。高齢男性が患者さんの場合、「自分はお父さんに死なないでほしい」と言う子どもがいますが、患者さんは何をよしとしていたかを考えるのが役割ですので、問いかけの仕方が重要だと思います。

牛山：「お父さんはどうあるのがよいと思いますか」と問いかけないといけないわけですね。「あなたはお父さんにどうあってほしいですか」ではなくて。

鶴田：そうです。子どもがお父さんをどう思うかは自由ですが、私たちが知りたいのは、「お父さんご自身はこの状況をどう思うか」ということです。

牛山：なるほど、重要なのは問いかけの仕方ですね。春男ちゃんのお母さんに「春男ちゃんにどうなってほしいですか」と聞けば「ともかく生きていてほしい」という答えが返ってきますが、「春男ちゃんは、どうあるのがよいと思いますか」とたずねれば、「できれば生きていてほしいけれど、苦しまないのがいい」というところに考えがいく可能性はありますね。

亀井：私たちが大事にしたいのはある人の生物学的な命が保たれていることだけではなくて、その人なりの人生を生きることです。春男ちゃんは子どもで自己意識はないので、最善の利益はわかりようがないのですが、家族のメンバーとして、社会の一員としてどうあるのがよいかを考えて「春男ちゃんはよく生きたね」と言えるのがよいかなと思います。

馬場：むむ、フットワークが軽くてしかも頼りがいのある倫理コンサルの仕組みが必要ということですね。メモにまとめます。

メモ1　倫理コンサルテーションのありように関する左京大学病院からの提案

1.　倫理コンサルテーションのありよう

● 位置づけ：部署（例：臨床倫理相談室）は、独立した組織であること。院長直轄とするとよい

● 医療安全管理部、患者相談窓口などと連携する

● 形態：委員会形式と、コンサルタント形式の両方があったほうがよい

● 事例の検討や現場への対応は倫理コンサルタントが担当、委員会には報告

● 委員会は院内ガイダンスの作成など方針を審議・決定する場

● 委員会のメンバーには倫理コンサルタントを含めるとよい。複数の倫理コンサルタントでコンサルチームを作るとなおよい

2.　倫理コンサルテーションの方法

● 相談は、臨床倫理相談室に集約（メール、電話、相談者の来訪など）

● 医療安全管理部や患者相談窓口からも集約

● 十分な検討が必要な事例は、コンサルチームで検討する

● 患者・家族、医療者各人から情報収集、検討して方策を立てる

● 診療科への助言で済む場合は、そうする

● 関係が破綻しているときなどはコンサルタントが入ることも必要

→難しい事例はコンサルタントが現場で状況を把握したり判断したりすることも必要

●四分割法、四原則に基づいて方策を立てる

●マンダラ・チャートで方策を実現するための戦略・技術も立てる

●各人の苦しみや考えの要因を探って対応を考える

●各人の苦しみに共感して、それを和らげるように対応する

→コンサルタントが直接入ることでうまくいくことも多い

●各人が「この患者さんはどうあることがよいか」を考えられるように働きかける

2 どのような制度が必要か：業務の手順、使命や価値観、行動基準などを用意する

鶴田：倫理コンサルの仕組みを有効に働かせるには、委員会の細則や運営要綱は必要ですが、それ以外にも必要なものがあります。委員会の決定を院長が覆したというお話がありましたが、病院の上層部とか、声の大きな人によって左右されないように、委員会やコンサルチームの目標や役割、院内での位置づけ、問題解決のプロセスを定めて明文化しておくことが大事だと思います。標準業務手順書とか、使命や価値観を書いた行動基準とかですね。

馬場：マニュアルのようなものですね。ありすぎると、手続きを守ることが目的化したり、書類やらで面倒になる気もするのですが。

亀井：マニュアルといっても、料理のレシピのような、細かいことではなく、手続きがわかるように明文化したものです。倫理コンサルは、人の生き死に関わる問題を扱いますので、適正な手続きを踏むこと、米国などでいうところのデュープロセスは大事だと思います。

馬場：なるほど。問題を誰がどのように検討するか、決まった方策はどのように扱う

か、というあたりを定めておくということですね。

鶴田：事例を検討するときも同じです。医師と患者さんが10組いたら、問題は10個はありますよね。そして、よく似た事例だったとしても、医師と患者さんの考えや背景はそれぞれの人で異なりますので、解決の方策も、それを実現するための戦術も、最終的な結果も、すべて変わってきます。なので、プロセスをきちんと定めておいて、それを踏まえて方策や戦術を立てれば、医療者、患者さんやご家族に対して、「なぜそのような方策や戦術が適切だと思ったか」を説明することができます。

亀井：私たちの臨床倫理セミナーでは、問題解決の道筋を構造化して（11章）、そのメソッドに沿って考えることを求めています。これが問題と要因を探ること、患者さんの利益を原則に基づいて考えて対話することなどの手続きを踏まえてもらえば、適切な方策や結論にたどりつく可能性が高いと思っているからです。

馬場：同じような事例でも、様々なアプローチがあって、解決のされ方もそれぞれ

ですが、道筋を辿って検討したことを示せば、意見の異なる人にも「なるほど」と思ってもらえる可能性はありますね。

鶴田：まずは倫理コンサルの目的と役割から考えましょう。倫理コンサルの目的は、現場の倫理的な問題を解決すること、役割は当事者が考えて行動できるように援助すること、あたりでしょうか。

牛山：問題の答えを考えて、それを現場に返すだけで終わり、ではないということですね。

鶴田：はい。では実際に、標準手順書に書くべき項目について考えてみましょうか。問題解決の手続きとしては、コンサルタントは事例を把握したら、その内容によりコンサルチームによる検討か委員会での検討が必要かを判断すること、そして、ステークホルダーから情報を収集すること、倫理原則を踏まえながら患者さんの利益となる方策を導くこと、対話を通じて関係者の了解が得られる決定をすること、などを定めておく必要がありますね。コンサルタントが患者さんやご家族に会う場合は、その旨も定めておくとよいと思います。そして、委員会やコンサルチームが検討した結果の扱いに関する規定も必要ですね。例えば、診療科で委員会の提案を受け入れられない場合は再度委員会に差し戻して検討する、また、委員会の決定は、委員会以外の人や組織が覆すことはできない、といった内容を入れておくことが大事です。

亀井：特に、話し合いのゴールですが、全員が納得して「これがよい」と合意することは滅多にないですから、「そういうこと

ならまあいいか」というようなゆるやかな了承が得られるところを目指す、としておくのがよいと思います。

鶴田：全員が納得する解答があるなら、そもそも問題として上がってこないですからね。私が実際に活動していて、物事を円滑に動かすために必須だと思うのは、標準業務手順書です。日本では、ものづくりの会社などでは常識ですが、病院ではその重要性があまり認識されていないようにも感じます。

亀井：治験などでは整備されていると思いますが、それ以外ではあったりなかったりですね。インフォームド・コンセントの取得の場面を例にすると、心臓の手術を受けた亜紀子さんの例では、手術をするということだけを外来受診のときに決めて、詳しい説明は入院してから手術の前日に受けた、という部分が問題になりました（→p.55～57、第6章）。ですので、「手術を受けるかどうかは外来で十分に説明して同意をもらう、その後入院の手続きをする」という手順を決めて明文化しておいて、診療科内で共有しておくことが大事です。

鶴田：それから、倫理的な問題の相談をどこにどう持ちかけたらよいか、なども決めて院内に周知しておくとよいと思います。医療事故と同じですが、誰でもどこでも、気がついた人が直接ホットラインで相談できるとしておくのがよいですね。診療科内の問題は「責任者に相談してそこから連絡する」という道筋にしてしまうと、どこかで潰されてしまう可能性がありますので。

牛山：よく耳にするのは、例えばある抗が

ん剤治療を受けている患者さんが、実はやめたいと思っているということを看護師が聞いた場合に、どこに相談したものかわからなくてそのままになってしまう、といった話です。治療方針を決めた医師が上司であれば、看護師は直接言いにくいですから、このようなとき気軽に倫理コンサルに相談できたらいいのにと思います。

馬場：重要な問題ですので、通り過ぎてはいけないですね。なので、皆さんに倫理コンサルを利用してもらうために、「患者さんが治療に納得していない、医師と家族の間で関係が膠着した、医療者の間で意見が異なるなど、様々な問題に気がついた場合は気軽に相談してください」とか、「匿名でも相談できますよ」とか、具体的にお知らせしておくのがよいですね。

亀井：そして、例えばICUのようにリスクが高い診療科は、定期的に現場に足を運んで患者さんの状況を把握しておくというのも、診療科の利益にもなると思います

馬場：ラウンドですか……。仕事が多くて大変ですけれど、必要ですね。いずれにせよ、このようなことを標準手順書の形で明文化しておくわけですね。

牛山：標準業務手順書というと、マニュアル人間を作るもの、みたいに思われてしまっているのかもしれないです。医療者の間にそのような誤解があるのなら、それをまず変える必要がありますね。

鶴田：標準業務手順書は、手足を縛るものではなくて、「それに従って作業することで水準の結果が得られる」というものです[3]。

熟練した人であれ、新人であれ、それに従えばきちんとした仕事がなされるということです。よく、組織に技能を持っている人が1人いて、その人がいる間はうまくいっているけれど、その人がいなくなったら仕事の質が落ちてしまった、ということを耳にしますが、要因の一つは、標準業務手順書を持つという文化がないからだと思います。

牛山：標準業務手順書の目的や重要性が理解されていないわけですね。でも、専門的な知識や技術は、自分が苦労して身につけますから、それを人にタダで提供するのはいやだという気持ちもありますね。仕事の質を維持することを考えたら、そんなケチなことは言っていられないということですけど。

鶴田：そうです。標準業務手順書は、ものづくりの会社だけでなく、病院とか、自治体での感染症対策とか、組織の大小にかかわらず必要なものです。そして、手順だけではなしに、「なぜその手順が必要なのか」という考え方を述べておくことが大事だと思います。もちろん、標準業務手順書を作っただけでホコリをかぶっていたのでは役に立ちませんし、関係者が了解していないと意味がないということになります。

馬場：うちの病院では以前、終末期のがんの患者さんが食事を詰まらせたときに、蘇生措置がなされなくて死亡されたことがありました。その人はDNARオーダーが出ていたのですが、DNARの考え方が医療者や診療科によってバラバラだったことがわかったんです。DNARは基本的には、原病で死にゆく過程の中で心臓が止まったとき

は蘇生しないということなので、それ以外の場合は措置が必要です。このあたりを明文化しておくといいわけですね。

牛山：診療科で話し合って自分たちで作って、使いながら改訂していけばよいのですよね。NICUでも整備するようにします。

亀井：もう一つ大事なものとして、倫理コンサルの使命や価値観を書いたものが必要かなと思っています。倫理コンサルは小さな組織ですが、共同して臨床の問題の解決にあたるわけですよね。なので、目指すところや、何を大切にするのか、といったところは共有していないといけないですので、本院でもこれらを行動基準の形で明文化しておこうと思って、今作成しているところです。「困って倫理コンサルに相談したけど、杓子定規な原則論が返ってくるだけで役に立たない」などと思われてしまったら、存在意義もないですし。

馬場：目指すところですか……どのようなことを書いておけばよいのでしょうか？

亀井：何も難しいことではなくて、「コンサルタントはどうあるべきものか」というところです。患者さんの利益を最大にすることを目的に、各人の考えや気持ちを尊重したり苦しみを和らげたりするという価値観を大事に、各人の納得が得られるように問題を解決に導く、という感じです。具体的な基準としては、病院や医療者の利益ではなく、患者さんの利益を優先するとか、患者さんやご家族、医療者などの当事者が考えて行動できるように援助するとか、健全な話し合いができるように心がけるとか、そのようなことを明文化しておくとよいと

思います。問題を解決する役割の倫理コンサルの部署が、目的も曖昧で能力にも欠け、人間関係もギクシャクしている、というのではそれこそ倫理的な問題で、笑い話ですよね。

馬場：コンサルタントの活動の拠り所となる基準を作って共有するということですね。これがあることで、組織がずれることなくまっとうに活動できるということか〜。院内の風通しも良くなりそうです。

鶴田：話し合いといえば、委員会であれ現場であれ、話し合いを円滑に進めるためには、セミナーでも使った「お話し合いのルール」を示しておくのがよいと思います。ヒエラルキーのある中で、率直な意見を述べるのは大変ですし、否定的な意見を言われると人格を攻撃されたと思って怒る人もいたりしますから、何を言っても安全という場を作ることは重要です。

牛山：自由に発言できる場というのは本当に大事だと思います。私はオランダの人たちが開発したMCD（moral case deliberation）という方法を教えてもらう機会があったのですが、オランダには医師や看護師など医療者がフラットな関係で話ができる土壌があるそうです（→p.83、第7章）。MCDは現場のスタッフの対話を通じて、そのダイナミクスを用いて方策を立てるというものですので、日本でこれを活かすには、それができる場を作ることが先決かなと思いながら聞いていました。

亀井：オランダは、小学校などでも、子どもたちが対等の立場で対話をする、自由に意見を述べる、という教育をしていると聞

いたことがありますので、社会全体がそのような雰囲気なのかもしれないですね[4]。

馬場：私は日本でいくつかの病院に勤務したことがありますが、いずれも、上司の方針と違う意見を言うのは、しんどいですねえ。医師個人の性格とか、診療科の風土によるところも大きいですが……。倫理コンサルチームの立ち上げで、病院長と話をせざるを得ないですが、想像しただけで頭が痛いです……。

鶴田：事例検討と同じですね。戦術を周到に練って、頑張ってください。でも、命に関わる話をするには、情理を尽くして対話をする必要がありますので、誰かを忖度したりして率直な意見を言えないのでは、患者さんの利益を守るのは難しいですよね。「お話し合いのルール」にどれほどの効果があるかはわかりませんが、示しておいて「これでよろしく」と言っておくのは、よいことだと思います。

亀井：それから、法律やガイドラインなどの法令のありなしなどに縛られないというのも大事なところです。「法令がないから判断できない」で片付けてしまったのでは、検討にならないですから。

鶴田：法令があろうとなかろうと、やらなくちゃならないことはあるので、そこに知恵を絞るのですよね。法令が何かあった場合も、「それに従う」というだけで済むのなら誰でもできますので、倫理コンサルなんぞいらないですよ。それに、法令というのは、人が幸せに暮らすための約束ごとやルールですので、それを遵守することだけが目的になってしまって、患者さんの苦し

みが放置されたりしたのでは、本末転倒だと思いますけど。

亀井：いやはや、アナーキーの親玉みたいな人は、ちょっと置いとくとして……、その意味では、臨終期の患者さんや、輸血拒否の患者さんなどの対応をどうするという方針を定めて、院内ガイダンスを持っておくことは必要ですね。例えば、臨終期の患者さんについては、患者さんが最後までその人なりの人生を穏やかに生き、安らかな死を迎えることができるように、十分なケアや看取りを提供する、という基本方針を定めて、手続きも含めたガイダンスを作成して、医療スタッフはもちろんですが、院外へも周知しておくことが大事だと思います。

鶴田：特に、「臨終期の患者は、本人の意思を尊重して生命維持の治療を中止する」という方針を立てた場合は、患者さんやご家族にも了解しておいてもらわないとトラブルのもとにもなりますし、「あの病院では患者の治療を早々に切り上げて死にゆかせるらしい」というような噂が立っても困りますから、病院の方針としてきちんと示しておく必要があると思います。

馬場：なるほど、大事なところですね……。子どもの治療や、神経難病の患者さんなどについても、方針が必要ですよね。各病院でこれを準備するのは大変ですので、左京大学病院のものを使わせてもらえたら嬉しいです。

亀井：今うちでも整備している最中ですので、一緒にやりましょう。

（鶴田）：病院の方針も必要なんですが、私は医療のコミュニティ全体で、人の生き死にをどう考えるかという共通の価値観を持つことが必要かなと思っています。医療技術に使い回されないために「人間としてどこまでやってよいのか」といった基本的なところです。馬場さんはいかがですか。

（馬場）：そうですね。患者さんは生きていられるうちは穏やかに生活できるように、そして、全身の機能が低下して回復できない状態になったら無理なことはしないでお見送りする、みたいに思っています。

（牛山）：新しい技術は使うけれど、その人なりの暮らしができるように、そして安らかに最期を迎えられるようにする、というのが医療者の役割ですよね。

メモ2　倫理コンサルテーションが機能するために必要なあれこれ

1.　倫理コンサルが有効に機能するために必要なもの

●委員会やコンサルチームの設置細則や運営要項

●具体的な方針や手続きを書いた標準業務手順書

→倫理コンサルでの相談の流れや、決定の扱いかた（委員会以外の者は覆せない）を規定しておく

●倫理コンサルの使命や価値観を書いた行動基準が必要（目標や価値観を共有するために）

●話し合いのルール（具体例は以下「対話のお約束」）

●誰でも直接相談できるホットラインを置くこと

→目指すところはゆるやかな了解

2.　院内ガイダンス、標準業務手順書を整備する

●臨終期の人、輸血拒否の人、子ども、神経難病の人などへの対応方針

●インフォームド・コンセントの手順など

→左京大と協働

「対話のお約束─何でも言い合える安全地帯をつくるための13箇条」1.3版

①全員が発言しよう。情理を尽くして話そう：黙っていては伝わらない。場外乱闘はNG

②職位や職種、年齢などの序列はないことに：「○○さん」、医療や教育の場では特に意識する

③問いを立てよう：考えを聴き出すために「よい問いかけ」

④人の考えや感情に共感しながら聴こう：発言者の言葉を反復する。苦しみを表出した場合は特に

⑤意見には、根拠をつけて言おう：「私は○と思う。それは△だから」

⑥人の意見は「とりあえず受け止める」：受け入れるかは別。「なるほど、Aさんは△と思うのか」

⑦違う意見を歓迎しよう：対立点を大事に。対立点から新たな発見や展開がある

⑧意見が変わることを歓迎しよう：前の意見を捨ててもよし。「君さっき○○と言ったのに」はNG

⑨「全員がよいとする解」はないと思おう：「最もマシな解」、「悪さの度合いが最小の解」があるのみ

⑩前例やガイドラインに拘泥しないようにしよう：参考にはなるが状況はその都度違うので

⑪「事なかれ主義」は捨てよ：「これをしたら世間から非難されるからしない」はNG

⑫人格を否定・攻撃、レッテル貼りは禁止：「そんなのナンセンス。馬鹿じゃない？」はNG

⑬批判するときこそ、代替案・根拠を言おう：批判や否定だけして逃げるのは卑怯だぞ

3 倫理コンサルタントに求められるスキルや資質

馬場：倫理コンサルは、倫理原則の知識やや問題をマネジメントする技能が必要ですが、それ以外の資質も重要ですね。

亀井：寛容さとか、誠実さは必須ですよね。私は何というか、文学的な素養のようなものが必要かなと思っています。患者さんの生き死にを巡る問題には、ステークホルダーそれぞれの考え方を聞いたり、欲とか感情も汲み取ったりすることが不可欠ですね。そうすると、ダークなところや美しいところも含めて、様々な人間模様を直視することになりますので、それを受け止めたり味わったりできる人でないと難しいかな…と感じています。なので、倫理コンサルには、事務の人でも医療者でも、小説や映画が好きな人がいますから、そのような人にはいってもらうのもよいと思います。

鶴田：あら、素敵な意見ですね。私も文学オタクなので、人間が織りなす物語を聴かせてもらうのは大好きです。日々、知らない人と出会いますが、苦しみとか価値観とか、生きがいとかを共有させてもらって、尊重し合うことができれば、互いに信頼できるのではと思っています。

牛山：だから、インフォームド・コンセントをもらうときは、ソムリエ方式（→p.63〜64、第6章）で患者さんの価値観を聞いて、共有することが大事なんですね。

鶴田：ええ、そうです。その人の人生全体を大切にしたいというメッセージを送ることにもなりますし。

馬場：私も芝居が好きなので、自分とは全く違う人生を歩んでいる患者さんのお話を聞くのが楽しみでもあります。現場にいると、悲しい物語を聞いたり、「小説より奇なり」みたいなことにも遭遇しますが、普通の生活者としての視点は大事ですね。

鶴田：人生の機微がわかる人というか、石頭じゃないというのも大事ですね。専門家の間では尊厳とか死生観とかカタい言葉も使って理屈をこねますけど、たまに行きすぎて、浮世離れしているなと感じることがあります。生き死にはありふれた日常の営みの中で起こることですし、猥雑な世界をそのまま理解するには、寛容さとか柔軟さも必要ですし、一生活者としての感覚を持っていることは大事ですね。

亀井：人間は複雑な生き物ですから、そういうものだと思っていないとやっていけな

いですよ。それに、論理的整合性は大事ですが、それだけだと人間の多様さや個別性という特性にうまく対応できないのは当然です。とはいえ、臨床でいろいろな人に関わっていると、失望することもあれば、傷つくこともありますねえ……。

鶴田：人間関係ですから、そういうリスクはつきものですね。それがいやなら、恋愛関係にもなれないわけで。

馬場：確かに。私はその手の経験が豊富なわけじゃありませんが、苦い経験も成長の肥やしになっているような気がします。

鶴田：「命短し、恋せよ乙女」なんちゃって。老いも若きも、誰であれ、ですよ。でも、世の中には本当にいろいろな人がいて、患者さんに限らず、中にはドロップキックをお見舞いしてやりたいような人がいるじゃないですか。もちろん、警察のお世話にはなりたくないので、やりませんけど。なので、うんざりするような場面でも、そこにたたずんで自分の気持ちも観察しつつ、辛抱強く味わうというのも大事だと思います。心の底に、人間そのものを慈しむ気持ちとか、一人一人の心や身体を大事にするという気持ちを持っていれば「まあそんなこともあるわな」とありのままを捉えることができますし、よいのかなと思います。

亀井：ドロップキックはやめて、屋上で夕日に向かって叫ぶくらいにしておいてくださいよ。私は勇気も必要かなと思います。日本の組織はどこも同じかもしれませんが、医療の世界もヒエラルキーがありますよね。職位の上の人に何かを言うことは大変ですが、言うべきことは言わないといけないですから。

牛山：話をするときは、言い方にも気をつけるということは、セミナーでも強調されていましたね。

鶴田：本当のことであっても、それをストレートに言うと傷つくことがあります。娘に代替医療をやらせたいと言う父親には「科学的根拠のない治療など無意味だ」と言いたくなりますね。ですが、真実は真実であるほど反論できなくて人を傷つけますし、言ったところで父親は怒って関係はさらに悪化するでしょう。どのような言い方をするか、という技術の部分まで考えておくことは大事だと思いますし、診療科の医療者のコミュニケーション能力が今一つなら、「このような言い方をしてみてはどうでしょう」と提案するのもよいと思います。

馬場：なるほど、家族の気持ちや医療者の足りないところも把握して、一人一人に合った支援をするわけですね……。

4 自己決定を支援するとは

鶴田：コンサルタントの資質のお話が出ましたが、それ以前の、コンサルタントとしてのありようみたいな、根源的な部分も必要だと思うのですが、いかがでしょうか。

牛山：私は、臨床倫理セミナーで、受講生がグループで議論するときのファシリテーターをしていて、あれ？　と思うことがあって……。糖尿病性腎症で維持透析を受

けている立山さんが、透析をやめたいと言って、透析センターのスタッフが悩んでいるという事例がありましたね。私の班では、最初はメンバーの半分くらいが、「本人が透析をやめたいと言っているし家族も了承しているなら、意思を尊重する」という意見だったんです。その後は、立山さんと同じ状況で生活している患者さんの様子を説明したり、本人の考えを再度確かめたりしてみるなど、いろいろな提案も出ましたが、倫理コンサルに関わる人たちですら、「本人が決定しているのだから他人がとやかく言うことではない、おせっかいはしないほうがいい」と考えるんだなあ……と感じました。私自身は、透析や介護支援を利用して生きられる人は続けていく方向でお話するのがよいと思っていたので、自分がおかしいのかなと思ったほどです。

鶴田：私は医療系の大学で生命倫理の講義を担当しているのですが、学生さんもこの事例検討では、同じように、「本人の意思を尊重したほうがいい」という人が多いです。講義の最初のほうで自律性尊重の話をするので、よく理解してくれたのかなとも思うのですが、それにしても、「あなたは透析を続けたくないのですね、わかりました、死にゆかれるということですね」では切ないですよね。医療者としても人間としても……。

牛山：私はファシリテーターの立場を忘れて、「皆さんは、橋を渡っていたところ、前方に靴と鞄を置いて欄干を乗り越えようとしている人が見えました。皆さんは、その人にさようならと言ったり、もしくは無言で通り過ぎたりするんですか」とか言っちゃいました……。皆さんは、「飛びついて

止める」と仰って、そこで考えていただけたようですけど、「自分は患者さんはどうあるのがよいと思うか」みたいな根本的な部分を持っていないと、どこに重きを置いて判断したらよいかがわからないのだなと思いました。

鶴田：ナイス・ファシリテーションですよ。惻隠の情というか、思わず身体が反応して人を救うというのは、規範以前の問題でもありますし、それを確認してもらえたのは良かったと思います。

亀井：自律性尊重は、原則の一つの柱ですので大事です。でも、ある人の考えは、その人の知的な成熟度とか、肉体的な苦しみの度合いや、精神的な問題や感情、他者や身の回りの環境からの影響とか、様々な要素が絡み合って出てきていますから、慎重に吟味して、何をどう尊重するのかを検討しないといけないですよね。

馬場：透析をやめたいという人の場合は、その理由をお聞きしたいです。よく、身体がしんどいとか面倒だということは聞きますが、そのような感覚的な部分だけでなく、何というか、「透析の生活では自分を生きていることにならない」というようなところまで考えてもらう必要があると思います。

鶴田：心の奥底にまで降りていって本来の自分を考える、みたいな感じですかね[4]。治療拒否は患者さんの権利ですので「いやなものはいやだ」でよいですが、生きる死ぬに直結する決定の場合は、「このようなありようが自分だ」というところを考えて判断するという作業は必須だと思います。「透析をやめて死にゆくことになるが、後

悔はしない」くらいの気持ちでいてくれないと、いざ透析をやめて旅立ちの過程に入ったときとかに、何かしら問題が起こるような気がします。もちろん、「気が変わったので、透析してほしい」でもよいのですが、後戻りできない場合もありますからね。

馬場：自分の意思に従うという気概というか、勇気が必要ということですね[6]。予想と違うことが実際に起これば、私はじたばたすると思いますが、自分できちんと考えて決めたことだからと思えれば、それに従おうという気持ちになれるかもしれないです。

鶴田：基本的に、治療はやってみないとわからない、という部分がつきものですからね。現場でそのあたりの配慮が足りなければ、コンサルタントが援助したらよいですね。

亀井：それから、医療者の役割という意味では、治療中止だけではなく、致死薬を投与することも考えておく必要はあるかなと思います。

馬場：医師による死の幇助ということですか。日本では認められていませんが。

亀井：欧州では議論が盛んに行われていますね。いくつかの国では、本人が様々な苦しみを理由に安楽死を望んでいて一定の条件を満たせば、医療者が致死薬を投与することで死をもたらしても罪に問われないとされています。ですが、本人の意思だけでなく、そのような患者さんに医療者が致死薬を投与して死をもたらす行為が道徳的な観点から見て善いのか、みたいなところも考えないといけないですよね[7]。

鶴田：倫理学者ならではの重要な視点をありがとう。自律性尊重は大切ですが、そこだけに重きを置いたのでは足りない場合も多々あるし、問題もありということですね。マンダラ・チャートでは、「医療者としての自分は、立てた方策を実践することをどう思うか」といったあたりも考えられるように問いかけをしています。いずれにせよ、医療者やコンサルタントとして、自分自身の医療のありようや、患者さんに対する基本的な考え方や価値観など、一言でいうとプロフェッショナリズムになると思いますが、これを持っていないといけないのは確かですね。馬場さんは、いかがですか。

馬場：私は、医療者は患者さんが自分なりの暮らしができるように支援することが役割かなと思っているので、病気とか障がいがあっても、本人がよしとする生活が送れるように援助できたらと思います。なので、治療を提供するのも大事ですが、本人にご自身のありようを考えてもらって、生きる力をもってもらうことが一番大事かなと思っています[8]。

鶴田：治療法がない疾患も多いですし、進行性の疾患では治療法はあってもいつかそれが尽きるときがくるわけですから、患者さんが最後まで自分なりの人生を歩むには「自分はどうあることをよしとするのか」というところを持っていてもらわないといけないですね。医療側も、治療を次々提供するばかりが役割ではないですし、治療法がない患者さんにどう対応するかは、医療の原点のようなところでもあります。

5 ステークホルダーの苦しみを把握する

⑭牛山：私は、春男ちゃんの事例で感じたのは、患者さん本人はもちろんですが、家族も医療者も、それぞれに考えや欲があって、苦しみを抱えているので、問題を解決しようと思ったら、この一人一人の苦しみを共有して和らげることが必要なんだということです。私も当事者として苦しんでいたこともあり、考えが及びませんでした。

⑪鶴田：他者の苦しみに共感して和らげようとする、というのは、慈悲の心ですね。日本古来の考え方で、医療の基礎になっているものでもあります。

⑬馬場：慈悲と聞くと、上の人が下の人に情けをかける、というようなイメージがありますが。

⑪鶴田：もともとは仏教の教えですが、本来の意味と違っていますね。慈と悲はそれぞれ意味があって、慈は人を慈しむこと、悲は苦しみに共感して和らげること、楽を与えることです[9]。奈良の昔から大事にされてきたこの価値観は大事にしたいなと思いますし、次世代にも受け継いでもらいたいです。

⑫亀井：皆さんそれぞれに、人生観とか生命観は持っていると思いますが、基本的な部分は、医療者の間では共通した価値観として持たないと話がしにくいですよね。それが対応を考えるときの座標軸になりますし、自分自身をコントロールするための足場にもなるわけですし。それに、対話というのは、自分自身の経験や価値観に基づいて話をすることですので、なければ話にならないです。

⑪鶴田：私は、事例を検討する際に、まず「この患者さんはどうあることがよいのか」と、ステークホルダーそれぞれの苦しみを把握することが大事だと思っていて、「慈・悲の視点」を持つことを提案したいです。最初にこれらを把握して念頭において、四原則などで方策を考えてみるというやり方がよいのではと思います。

⑬馬場：倫理原則に基づいて考えることは重要ですが、私は、理論が先行すると何となく冷たいなという感じがしていました。

⑫亀井：倫理原則は、「ある行為の善し悪し」を考えるものですので、基本として大事です。ですが、そもそも行為をする人や行為を受ける人のありようを問う必要があるので、これを考えられたらよいかなと思いました。

⑬馬場：慈と悲の視点を持つことで、人のぬくもりが感じられるというか、アタマと心が伴った対応ができるような気がします。

⑫亀井：鬼平犯科帳で有名な作家の池波正太郎さんは、「人間という生き物は情智ともに備わってこそ"人"となるべきことを忘れかけている。情の裏うちなくしては智性おのずから鈍磨することに気がつかなくなっている」とおっしゃっていますね[10]。

⑪鶴田：恋人にふられたとき、その事実は頭で理解できても、未練たらたらなんてことは日常茶飯事なわけで。

⑫亀井：気持ちはついていかないですよね。

私は、患者さんの利益になっていないと考えて中止がよいと判断した治療でも、実際に中止するときは何か後ろめたさのようなものを感じることがあります。

鶴田：人の生き死には理屈だけで割り切れるものではないですよね。なので、後ろめたさとかやるせなさとか、複雑な気持ちを抱えるというのは、つきものというか、あって当然なのかなと思います。

馬場：太郎さんの治療中止はためらわれますし、心理的にきついものがありますが、それがあってこその医療者やコンサルタントかな、とも思います。

亀井：割り切れない思いを抱えることで、プロフェッショナルとしての人格の一部がつくられるような気がします。それはともかく、基本的な思想を持っておくことは大事だと思います。生命維持治療も含めて、新しく出てくる技術をどこまで使うのかというところを押さえておかないと、技術に使い回されることになってしまいますし。学生さんは学ぶ中で身につけてもらうとしても、現役のスタッフの中でも、大黒柱のような軸になる考え方を持っている人はあまり多くないように思います。

牛山：持っていないというよりも、偏っているのかもしれないです。春男ちゃんの診療科長は、「生命は長らえるほうがいい」という強い考えを持っていました。命の神聖さという意味では正しいのですが、これだけだと個々の患者さんにとってそれがよいかどうかを考えるということができなくて、困るのですよね。この要因は何ですかね……。

鶴田：「ここまでは許容できる」という判断ができないのですね。私は、医療系の大学などで、倫理的な問題をどう考えるかといった教育が系統立ててなされていないのも一因かなと思っています。日本には、生命倫理学を教育できる人が少ないので、簡単には解決しないですけど。

亀井：多様な視点から物事を考えるような生命倫理の基本的な知識や考え方を持っていなければ、思い込みや情緒的な反応だけで判断することになりますし、コンサルタントが何を言っても理解してもらえなかったりもします。

馬場：「治療中止って、人殺しじゃないか」みたいなことになると、話にならないですね。

鶴田：まずは原則に基づいて、「治療が本人の利益になっているかどうか」を論理的に考える、ということができてほしいです。

亀井：医療者一人一人が、倫理原則や問題の考え方の基本的な技能を持っていれば、問題が起きたとしても、現場で大火事になる前のボヤの段階で解決してもらえますよね。なので、院内でスタッフを教育するのもコンサルタントの大事な役割だと思います。

馬場：教育ですか。大変ですが、一番重要かもしれないですね。ああ、やることが山ほどあって、嬉しい悲鳴です……。

鶴田：「することを楽しむ」というのも、コンサルタントに必要な資質かもしれないですよ。

馬場：あはは……、それで左京大学病院では、コンサルチームが機能して、かなりうまくいっているわけですね。

亀井：いや、すべてがうまく解決するというわけではないです。実際に患者さんを診ているのは診療科の人たちですし、私たちが立てた方策とは違う展開になったりということは多々あります。

鶴田：せっかくいただいたご縁ですから、患者さんやご家族には、この病院で診てもらえてよかった、と思ってもらいたいですし、医療者は、患者さんを診させてもらってよかった、と思いたいですよね。ですが、すべての事例がそううまくいくわけもなくて、自分たちの至らなさも実感します。

亀井：なので、終わった事例は、検証して、分析して総括しておくことにしています。改善への知見が得られたらそれを知識として残しておけば、次につながりますから。

鶴田：患者さんやご家族、現場のスタッフから学ぶことは本当にたくさんありますので、実際の事例をペーパーケースにして、検討会をやろうかと予定しています。地域の病院でネットワークをつくって、事例を持ち寄って検討する機会があったらよいですよね。どこも同じような事例で悩んでいると思いますし。私たちも、切ない思いをした経験もあるし、胸に突き刺さっている事例もたくさんあります。

馬場：そのあたり、ぜひお聞かせ願いたいです。

鶴田：それは、しらふじゃ話しにくいです。この話の続きは、これからどこかで飲みながらしませんか？

馬場：ぜひそうしたいところですが、たくさんお話を聞かせていただきましたし、これをまとめて、副院長にご報告したいです。また伺いたいので、そのときの楽しみとしてとっておこうと思います。

鶴田：わかりました。できることは一緒にやりましょう。また、進捗状況を教えてください。

馬場：長時間にわたりありがとうございました。また、近いうちに参ります。

メモ3　倫理コンサルテーションに必要な資質、考え方など

1. 倫理コンサルタントに必要なスキル

● 倫理原則、問題の考え方の技能を持つ

● コミュニケーション・スキル

2. 倫理コンサルタントに必要な素養

● ステークホルダーの苦しみを理解する。生活者の視点

● うまくいかなくても我慢できる

● 文学的な素養、人間の物語が好き

- いろいろな人がいることを理解する、寛容さ必要
- 勇気や気遣い。言い方、伝え方を工夫できる
- 人間を慈しむ、一人一人を大事にする気持ち
- 割り切れなさを抱える
→多様な背景を持った人を集める

3. 倫理コンサルタントが持つべき考え方、配慮することなど
- 医療の基本的な考え方、考える足場となる価値観、思想を持つ
- 自分自身が、「この患者さんはどうあるのがよいか」を考える、ステークホルダーのそれぞれが考えられるように働きかける
- 自律性尊重だけに重きを置くのではなく、ほかの原則や道徳的にどうかも踏まえる
- ステークホルダーの苦しみを把握する
- 慈悲の視点を持つ
- 医療者は価値観も様々、倫理問題の考え方を身につけていない人が多いことを踏まえた対応を考える
→教育課程で生命倫理の教育が不十分？　院内でスタッフの教育が必要

4. 事例はアーカイブにして共有
- 終わった事例は、検証して分析・総括する
- 知識として残す。改善点を次に活かす
- 患者・家族、スタッフから学ぶことは多々ある
→事例検討（左京大や地域病院でネットワークづくり）を通じて共有する

chapter

12

臨床倫理コンサルテーションのこれから

参考文献

1) 村田久行. 対人援助における他者の理解―現象学的アプローチ. 東海大学健康科学部紀要第6号2000. pp.109-114. 2001.
2) 帚木蓬生. ネガティブ・ケイパビリティ 答えの出ない事態に耐える力. 朝日選書, 2017.
3) 小林隆一. マニュアルの作り方・生かし方. PHPビジネス選書, 2021.
4) リヒテルズ直子, 他. 公教育をイチから考えよう. 日本評論社, 2016.
5) K ヤスパース. 小倉志祥, 他訳. 哲学. 中公クラシック, 2011.
6) F ニーチェ. 丘沢静也, 訳. ツァラトゥストラ（上・下）光文社古典新訳文庫, 2010.
7) O Hartling. Euthanasia and the Ethics of a Doctor's Decisions: An Argument Against Assisted Dying. Bloomsbury USA Academic. 2021.
8) VE フランクル. 山田邦男, 訳. 意味による癒し ロゴセラピー入門. 春秋社, 2004.
9) 中村元. 慈悲. 講談社学術文庫, 2010.
10) 池波正太郎. 血頭の丹兵衛. 鬼平犯科帳1. 文春文庫. 1974.

付録

臨床倫理に関連する指針、ガイドラインなどの一覧（2023年2月1日時点）

指針・ガイドラインなど	URL	QR
厚生労働省「人生の最終段階における医療・ケアの決定プロセスに関するガイドライン」（2018年3月）	https://www.mhlw.go.jp/stf/houdou/0000197665.html	
日本救急医学会、日本集中治療医学会、日本循環器学会「救急・集中治療における終末期医療に関するガイドライン―3学会からの提言」（2014年11月）	https://www.jaam.jp/info/2014/info-20141104_02.html	
日本老年医学会「高齢者ケアの意思決定プロセスに関するガイドライン　人工的水分・栄養補給の導入を中心として」（2012年6月）	https://www.jpn-geriat-soc.or.jp/proposal/guideline.html	
全日本病院協会「終末期医療に関するガイドライン～よりよい終末期を迎えるために～」（2016年11月）	https://www.ajha.or.jp/voice/pdf/161122_1.pdf	
日本透析医学会「透析の開始と継続に関する 意思決定プロセスについての提言」（2020年）	https://www.jsdt.or.jp/dialysis/2094.html	
日本緩和医療学会「がん患者の治療抵抗性の苦痛と鎮静に関する基本的な考え方の手引き」（2018年）	https://www.jspm.ne.jp/files/guideline/sedation2018.pdf	
日本緩和医療学会「終末期がん患者の輸液療法に関するガイドライン」（2013年）	https://www.jspm.ne.jp/publication/guidelines/individual.html?entry_id=90	
日本循環器学会・日本心不全学会「循環器疾患における緩和ケアについての提言」（2021年）	https://www.j-circ.or.jp/cms/wp-content/uploads/2021/03/JCS2021_Anzai.pdf	
日本小児科学会「重篤な疾患を持つ子どもの医療をめぐる話し合いのガイドライン」（2012年4月）	http://www.jpeds.or.jp/uploads/files/saisin_120808.pdf	
厚生労働省「認知症の人の日常生活・社会生活における意思決定支援ガイドライン」（2018年6月）	https://www.mhlw.go.jp/stf/seisakunitsuite/bunya/0000212395.html	
厚生労働省「障害福祉サービスの利用等にあたっての意思決定支援ガイドライン」（2017年3月）	https://www.mhlw.go.jp/file/06-Seisakujouhou-12200000-Shakaiengokyokushougaihokenfukushibu/0000159854.pdf	
厚生労働省「身体拘束ゼロへの手引き～高齢者ケアに関わるすべての人に～」（2001年3月）	https://www.fukushihoken.metro.tokyo.lg.jp/zaishien/gyakutai/torikumi/doc/zero_tebiki.pdf	
日本看護倫理学会「身体拘束予防ガイドライン」（2015年6月）	https://www.jnea.net/wp-content/uploads/2022/09/guideline_shintai_2015.pdf	

索引

編者代表あとがき

　最初に、本書の成立過程について記しておきたい。私（児玉）が2012年秋に京都大学に赴任してまもなく、京都大学附属病院の松村由美先生と知り合いになり、臨床倫理の事例について勉強会を始めた。その後、病院の臨床倫理の相談チームを立ち上げることになり、京都大学医学部の佐藤恵子先生や竹之内沙弥香先生もチームに加わった。

　当時は、臨床倫理についてはその必要性が十分に認知されておらず、教育の機会も十分に提供されていなかった。そこで、本書に執筆されている先生方の協力も得て、二日間の臨床倫理学入門コースを2015年からほぼ毎年開催するようになり、時間の許すかぎりで応用コースも開催してきた。幸い、このコースは全般的に好評で、京大病院の職員だけでなく、全国の医療関係者やメディア関係者、またさまざまな学部の学生も参加して、学際的な学びの場を提供してきた。さらに、参加者からの意見に基づいて教育内容を洗練させ、入門・応用コースを発展させてきた。

　こうした臨床倫理のコースを何度か実施する中で、コースの内容を基にしたテキストを作成することでより多くの人々に学びの機会を提供できるのではないかと考え、本書が生まれることになった。

　本書は上で述べた京大病院での臨床倫理の取り組みの経験や、臨床倫理のコースの経験に基づいて作成されたものである。その内容は、倫理学や法学などの理論に基づきながらも、四原則や四分割法、あるいは判例やガイドラインを学んで終わりというものではなく、臨床倫理コンサルタントとして実践的な助言を出すために、当事者の心情や病院の実情を踏まえた問題解決の道筋まで考えることを強調する実践的なものである。本書が「京大式」と謳っているのは、このような理論と実践の双方を重視する態度を指していると言える。

　本書の企画が立ち上がったのは2018年秋頃だったが、一つには編集代表としての私の怠慢で、また一つには2020年に起きた新型コロナウイルス感染症のパンデミックにより、執筆と編集作業が大幅に遅れてしまった。この点、関係各位に深くお詫び申し上げる。しかし、時間がかかった分、より充実した内容にすることができたのではないかと考える。読者の皆さんのご意見やご批判を請う次第である。

　最後に謝辞を述べてから筆を擱きたい。金芳堂の浅井健一郎氏には本書の企画の段階で、また、I氏（ご本人の希望により名前は伏せる）には編集作業の段階で、大いにお世話になった。深く感謝申し上げる。また、本書の執筆者には入っていないが、臨床倫理のコース運営に長く関わってきた方々にも感謝の意を表したい。とりわけ、2015年から2022年まで臨床倫理の法的側面について講義を担当するだけでなく、写真撮影や会場運営まで細やかに対応してくださった服部高宏先生（京都大学大学院法学研究科）には、執筆者一同、記して謝意を表したい。

2023年2月

編者代表 **児玉聡**

編者代表プロフィール

児玉 聡（こだま さとし）
京都大学大学院文学研究科思想文化学専攻倫理学専修 教授

1974 年大阪生まれ。2002 年京都大学大学院文学研究科博士後期課程 研究指導認定退学。2006 年、博士（文学）。東京大学大学院医学系研究科専任講師等を経て現職。現在の専門は英米圏の倫理学、生命倫理学、公衆衛生倫理学など。著書に『功利と直観 英米倫理思想史入門』（勁草書房）、『功利主義入門』（筑摩書房）、『オックスフォード哲学者奇行』（明石書店）など多数。
趣味はゾンビ映画を観たりロック音楽を聴いたりすること。

京大式 臨床倫理のトリセツ

2023年4月25日　　第1版第1刷 ©

編者代表 ‥‥‥‥‥‥‥‥ 児玉 聡　KODAMA, Satoshi
発行者 ‥‥‥‥‥‥‥‥‥ 宇山閑文
発行所 ‥‥‥‥‥‥‥‥‥ 株式会社金芳堂
　　　　　　　　　　　　 〒606-8425 京都市左京区鹿ケ谷西寺ノ前町34 番地
　　　　　　　　　　　　 振替　　01030-1-15605
　　　　　　　　　　　　 電話　　075-751-1111 （代）
　　　　　　　　　　　　 https://www.kinpodo-pub.co.jp/
デザイン ‥‥‥‥‥‥‥‥ naji design
印刷・製本 ‥‥‥‥‥‥‥ モリモト印刷株式会社

落丁・乱丁本は直接小社へお送りください. お取替え致します.

Printed in Japan
ISBN978-4-7653-1949-2